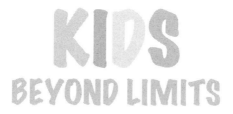

帮孩子
超越极限
ABM神经运动疗法

主　编：[以] Anat Baniel

主　审：陈文华

主　译：张树新　余　波

副主译：王　秋　瞿　强　温子星

译　者：李银玲　范珺菁　刘合建　唐　琳　彭光阳

　　　　张　冉　顾秋燕　顾　鞯　薛辰霞　刘　坤

電子工業出版社·

Publishing House of Electronics Industry

北京·BEIJING

版权贸易合同登记号 图字：01-2020-7178

图书在版编目（CIP）数据

帮孩子超越极限：ABM 神经运动疗法 /（以）安娜特 芭尼尔（Anat Baniel）主编；张树新，余波主译 . —北京：电子工业出版社，2021.1
书名原文：Kids Beyond Limits
ISBN 978-7-121-40229-6

Ⅰ . ①帮… Ⅱ . ①安… ②张…③余… Ⅲ . ①小儿疾病 – 神经系统疾病 – 治疗 Ⅳ . ① R748.05

中国版本图书馆 CIP 数据核字（2020）第 250965 号

责任编辑：王梦华
印　　刷：三河市鑫金马印装有限公司
装　　订：三河市鑫金马印装有限公司
出版发行：电子工业出版社
　　　　　北京市海淀区万寿路 173 信箱　　邮编：100036
开　　本：720×1000　　1/16　　印张：18.5　　字数：220 千字
版　　次：2021 年 1 月第 1 版
印　　次：2021 年 1 月第 1 次印刷
定　　价：120.00 元

凡所购买电子工业出版社图书有缺损问题，请向购买书店调换。若书店售缺，请与本社发行部联系，联系及邮购电话：（010）88254888，88258888。
质量投诉请发邮件至 zlts@phei.com.cn，盗版侵权举报请发邮件到 dbqq@phei.com.cn。
本书咨询联系方式：QQ 375096420。

专业人士和家长们对 ABM 的赞扬
Praise

安娜特可以使特殊儿童得到迅速而有效的改善，这是大家有目共睹的。

——摩西·费登奎斯

"对于特殊儿童的父母来说，这本通俗易懂、见解深刻、又非常实用的书将极大地提升他们帮助孩子改善生活的能力。跟随20 世纪具有革命性的关于如何改善运动的最伟大的思想家、科学家、临床医生摩西·费登奎斯的脚步，安娜特向我们展示了为什么我们对待这些孩子的主流方法经常是错误的，有时甚至是有害的，因为他们训练孩子去"模仿"那些发育里程碑的动作，而这些动作是孩子还未准备好要发育到的阶段。这本书介绍的方法更明智、更精细、更全面、更巧妙，也更符合大脑发育的过程。这些方法展示了获取儿童自身大脑可塑性的方式，这样孩子才能使用自己改善了的大脑自然地生长，从而产生更好的疗效。我知道这些是因为我在多次访问中曾经观察过安娜特的小患者，一次又一次，我见过这些孩子，他们的父母被告知他们脑损伤的孩子将永远不会走路、不会说话、不会思考、也不会自我调节，但是他们采用温和的方法开始做到了这些。我看到了当这些孩子的心和可塑性大脑突然开始整合他们第一次学到的东西时脸上的平静，看到他们迈出第一步时迸发出的喜悦，看到他们成长、变得更加独立。芭妮尔是一位特殊儿童临床专家，特别是在治疗儿童脑损伤领域造诣深厚。这里介绍的故事并不夸张，都是肯定能让大多数特殊儿童的父母从中受益的故事。"

——Norman Doidge，医学博士，*The Brain That Changes Itself* 的作者；多伦多大学精神病学系教师，哥伦比亚大学精神病学系、精神分析训练与研究中心研究员。

"20 多年的时间里，我观察了 Anat 治疗有严重障碍患儿的工作，并且目睹了令人震惊的变化。我希望 ABM 神经运动疗法可以拥有尽可能多的读者，并成为康复医学和物理治疗中专业教学、培训和研究项目的一部分，而且越快越好。"

——Daniel Graupe 博士，生物工程学教授，伊利诺伊大学芝加哥分校神经病学和康复医学副教授

"Anat 的儿童治疗工作是奇妙的。她是他们的脑语者。这项极为重要的工作将使特殊儿童及其父母摆脱恐惧和限制，将他们带入一个充满新的可能性和欢乐的世界。"

——John Gray, *Men Are from Mars, Women Are from Venus* 作者

"Anat 的工作精彩而深刻。《帮孩子超越极限》这本书在帮助父母和照顾者协助特殊儿童的生活方面做得非常出色。这是一本充满智慧的书，也是对养育特殊儿童所面临的巨大挑战的深刻理解。"

——Jack Canfield, *Chicken Soup for the Soul* 和 *The Success Principles* 的作者

"Anat Baniel 方法让我对 4 岁的女儿在身体、认知和情感上不

断地挖掘并重新定义她的潜能。这些变化让我惊叹。我希望有一天，所有特殊儿童和他们的父母都能参与这项工作，并从中受益。"

——Michele Shusterman，一位脑瘫患儿的母亲

"在我儿子与 Anat 进行了第一次课程后，泰奥生平第一次集中了注意力。在家里，他对周围的世界越来越好奇，对周围的环境也越来越了解。这项工作让我和儿子获得了我们可以一起使用的神奇的工具"。

——Karinna Barlow，一位自闭症患儿的母亲

"杰克 15 个月大时就开始上课。今天，在接受了 3 年这种课程后，我的儿子不再被诊断为自闭症。他善于言辞，富有感情，聪明，爱开玩笑。"

——Patty Tobin，一位自闭症患儿的母亲

"今天普拉姆第一次爬行。她的爬行就像一件平常的事情，但却是最伟大的奇迹。"

——Yeshi Neumann，一位病因未明的发育迟缓孩子的祖母

3 个月大时，约瑟夫被诊断出不可控的癫痫。因此，他的发育变得极为迟缓。自从他开始学习 ABM 方法以来，他的变化令人难以置信。

——Fiona 和 Chris Stewart，一位癫痫患儿的父母

有关家长和专业人士的更多推荐，请访问 www.anatbanielmethod.com。

感谢我曾合作过的所有孩子，他们在面对挑战时学习、成长的能力是我的精神源泉。

感谢所有从不放弃孩子的父母。

原书序

Foreword

　　《帮孩子超越极限》这本书对于每一个热爱那些非常需要帮助的孩子的人是一个伟大的礼物。如果这说的是你，请将本书的重要信息铭记于心。作者对特殊儿童的治疗方法来源于她自己丰富的临床经验，这些经验一次又一次地表明，这些特殊儿童的大脑可以发生巨大的变化，从而唤醒、激活、赋予和改变他们幼小的生命。我们人类都被赋予了一个可塑性的大脑，也就是说，一个能够在一生中不断变化的大脑。即使是在很无助的时候，这些孩子仍然可以依靠这种巨大的资源，努力帮助他们的临床医生和深爱他们的父母、祖父母们也都可以利用这些资源。安娜特·芭妮尔（Anat Baniel）精辟地阐释了对这不可思议的、与生俱来的可引起大脑积极变化能力进行有效激励是如何发生奇迹的。

　　我在自己的科学生涯中花费了大量时间，试图了解我们如何利用自己大脑的重塑能力，为需要神经学帮助的儿童和成人造福。科学家们经过几十年的研究，总结了数千篇已发表的文献，最终明确了神经系统控制大脑可塑性的原则。我们现在知道如何让大脑变得更好了。

　　然而，令我感到无比惊异的是，我的朋友安娜特·芭妮尔居然使用完全不同的方法与我的研究并行，明确了几乎完全相同的原则。甚至，安娜特在这本书里用实用的、人们更容易理解的语言解释了它们，她所做的这一切，为孩子的父母、祖父母对孩子的养育，或临床干预做出了巨大的贡献。

正如她在书中所解释的，安娜特与她的导师，伟大的具有远见卓识的以色列学者摩西·费登奎斯密切合作，开始了她的发现之旅。在理解神经系统控制大脑可塑性规则的基础上，Anat 通过对她帮助过的成千上万名儿童的密切观察，详细阐述和明确了如何与有需要的儿童建立联系并真正帮助他们。随着她为"没有希望的孩子"提供帮助的声誉越来越广泛，她开始接收几乎所有病情不同和被诊断为特殊儿童的孩子们。从这几乎无与伦比的个人经历中，安娜特发现了两个真相。

这些原则是基于特殊儿童受限的大脑可塑性的原则，并且与能够为这类儿童带来真正进步的原则是相同的。这些原则在这本书被完美地概述为非常实用的语言——安娜特·芭妮尔的九大要素。

其次（这是一个更大的真相），大多数"没有希望的儿童"并不是没有希望的。

这本书是一个重要的宣言，表达了我所说的"大脑可塑性革命"的重要实际意义。我们的大脑是不断变化的。每当我们获得或完善一项人类能力时，我们就会通过专门重组来重塑大脑结构。每一个新的或改善的能力都是这种大脑物理变化的直接产物。如何才能更好地在我们自己的生活中利用这一巨大的人类资源？如何才能确保人类的这种能力最有效地发挥作用，造福于正在成长的孩子们呢？努力着的孩子只要去回应、去行动、去理解、去主动改变，并且去掌握自己的世界，就可以在他们成长和发展自己能力的路上充分利用大脑的可塑性，这有助于他们过上更好的生活。如果你真的能像作者所描述的那样与一个孩子建立起良好的联系，然后在适当的指导下，几乎每个特殊儿童都能获得实质性的、持续的、有时几乎是令人难以置信的个人成长。

不要低估孩子在积极成长道路上进行挣扎所带来的复杂性或困难。使孩子的大脑变得更有效、更强大需要从现在开始，从现在的大脑开始。这可能需要一种高度个性化的方法，并且几乎可以肯定的是，所有相关人员都要为此付出很多努力。这本书的原则应该让你对如何实现这种个性化有一个新的理解，从而开始帮助你生命中那个特别的孩子在一个积极的、充满力量的方向上取得新的、真正的进步。

请记住，每天取得一点点神经系统的积极变化，在一年之中就会体现出一个巨大的进步，在年轻的生命中更是如此。作者为我们提供了许多精彩的例子，说明每一个新建立起的神经行为控制水平如何为每个孩子开辟了一个全新的可能性。安娜特·芭妮尔解释了如何将为改变大脑的运作而制订的原则实际应用于孩子的持续成长。一旦孩子走上积极的成长道路，每一个小小的进步对他们和对你来说都是非常令人兴奋的。

我强烈建议读者认真对待这本书中的建议，以便更清楚地了解和真正帮助到自己所爱的孩子。

迈克尔·莫山尼奇博士

神经科学家

加州大学旧金山分校名誉教授

美国国家科学院和美国国家医学院院士

我们唯一的局限性是我们相信了它就是这样的。

摩西·费登奎斯（MOSHE FELDENKRAIS）博士

　　将 ABM 神经运动及其"九大要素"原则介绍给每一位与特殊儿童朝夕相处的家长、治疗师、老师以及相关领域的工作人员是我一直以来的梦想。因为十余年来，它始终是我康复治疗工作的"灵感源泉"，同时发生在我治疗的孩子身上的那些"超出预期"的变化也时刻激励着我向着梦想不断迈进。终于在 2018 年的夏天，当我独自横跨整个美国出现在西海岸圣拉斐尔 ABM 神经运动中心时，其创始人安娜特·芭妮尔女士惊讶地表示："这本身就是一个奇迹"。也就是从那时起，我们正式开始了对本书的翻译以及推广 ABM 神经运动在国内的培训工作。

　　相信每一位刚刚了解 ABM 或者开始阅读本书的读者都会对其充满了好奇，同时又对书中描写的部分内容感到"不可思议"，甚至产生怀疑。这亦是我在 2009 年刚接触到它时的感受。可是随着不断地深入学习、理解与应用，以及我在美国留学期间的所见所学，令我逐步认识到：虽然其创立者安娜特·芭妮尔女士并非一名专业的治疗师，而是一名舞者和临床心理学家，但 ABM 所传递的治疗理念非常符合当前国际上提倡的儿童发育和运动学习的理论；同时它以重塑大脑为出发点的治疗原则与方法给人"耳目一新"的感觉，并为孩子以及家长们带来了"与众不同"的体验。正如拥有"大脑重塑之父"之称的世界著名神经学家莫山尼奇教授在其为本书所写的前言中所描述的那样，安娜特·芭妮尔女士用人们更容易理解的语言和方式，阐述了他经过多年科学研究才得出的大脑可塑性的原则。目前在国内儿童康复治疗领域，这些对于重塑大脑要遵循的重要原则尚未受到重视与广泛的应用。这也正是我们要向读者推荐 ABM 最重要的原因。

"路漫漫其修远兮，吾将上下而求索"，为特殊儿童服务的事业没有终点。我们每个人都怀着对孩子无比的爱，为他们未来更美好的生活而探索与奋斗着。但这并不只是专业人员的事业，在这条道路上，家长、照顾者、教师、社工等所有的人都扮演着各自重要的角色。而 ABM 则可以成为所有人对孩子的"共同原则和纽带"。换言之，如果每一位为那些由于大脑问题引起各类障碍的脑瘫、自闭症等儿童服务的治疗师、家长、照顾者、老师等都能在与孩子的互动中良好地应用这些原则，孩子受限的大脑会因为我们的改变而发生更好的转变，这才是"奇迹"发生的地方——"帮孩子超越极限"。

由衷地感谢所有为了这本书的出版做出杰出贡献的人员，包括各位译者、出版社的工作人员等。尤其感谢陈文华教授对本书审阅、出版以及 ABM 神经运动在国内推广所做的不可估量的贡献与支持。同时也要感谢魏国荣教授在百忙之中为本书作序。感谢另外一名主译余波主任的付出。最后还要对那位将 ABM 介绍给我的家长致谢，是她手中的钥匙，帮我打开了通向 ABM 的大门。在此也感谢每一位家长，是你们的信任使我们有机会与孩子一起创造生命的精彩与奇迹。

由于译者水平所限，译文难免有不妥之处，敬请读者批评指正。

张树新

2020 年 7 月

中文版序

Preface

初看到《帮孩子超越极限》（ABM）时颇感不悦，因为当下很多人在儿童康复界以"新方法"作为噱头，还有很多人包括治疗师和特殊儿童的家长，也"乐于"猎奇，寻找"灵丹妙药"。心想 ABM 不过是其中之一罢了。但是，当树新请我为他的译稿写序时，我静下心来阅读，随着阅读页数的增加，我慢慢地摘下了自己的"有色眼镜"！

唤醒大脑，书里用实用的、可理解的语言解释在理解神经系统控制大脑可塑性规则的基础上，用自己的感受、观察、关注来帮助提升与孩子建立"联系"和一起工作的能力。

原书作者安娜特·芭妮尔就像这个领域里任何一个用心的治疗师一样，对儿童康复治疗方法经历着从困惑、茫然再到求索。她将神经发育学、儿童心理学和行为学综合在一起，理解和看待儿童期的残疾，并以"九大要素"（集中注意力的活动、慢、变化、微妙、热情、灵活的目标、学习的开关、想象力、觉察）为切入点，特别强调激发儿童的潜力，而不是用机械的手法和方法。发现孩子的能力，让他体验他可以体验的，重视随意运动对脑发育的作用，将孩子视为一个整体，而不是"脚痛医脚"的局部"修理"策略；每一个步骤都是高度个性化的设计，为孩子的未来生活做准备。这与我一直呼吁的"优势导向、日常为本、关注未来"的儿童康复理念以及目前国际上提倡的儿童康复原则不谋而合。

这本书的写作方式也是温馨舒适的，叙述不急不躁。读书就像是在读故事。将书中的内容融会贯通，会给人以向上的力量，这源于作者的厚积薄发。相信不只是专业人员会喜欢这本书，家长及关心儿童康复的人都会从中受益。

相信孩子是发展变化的，不管孩子特殊与否，这是《国际功能、残疾和健康分类：儿童青少年版》（ICF-CY）中的重要信息。儿童的成长是一个过程，"奇迹"是每天一点点的真实努力和付出的积累，只有踏踏实实遵循脑发育的规律，为儿童提供合适的环境，改变才可以发生！

感谢张树新、余波将这本书介绍给中国读者，希望它可以给中国儿童康复治疗界带来一股清流，让治疗师不再重复那些无效的"技术"，让这些孩子和家长不再忍受无谓的"治疗"，而能静下心来为促进儿童的发展用心尽力。

魏国荣

2020 年 7 月 22 日于广西全州

前 言

Preface

　　几年前，家长和学生开始催促我写一本关于我与特殊儿童一起工作的书。比他们的一再要求更重要的是，成千上万的从几周大到十几岁的孩子促使我写这本书。多年来，我看到他们通过我的治疗或通过我所训练的从业者的治疗而得到改变。我感到有强烈的动力和责任，把我所知道的告诉正在努力帮助他们的孩子超越他们极限的父母和照顾者们。

　　就在昨天，我第一次看到一个在婴儿期遭受了严重脑损伤的14岁的男孩。损伤让他失明，没有了语言能力，也没有了自主运动。在和我同事进行了几天的课程、和我进行了一次课程之后，他有生以来第一次开始发声和移动双腿。他的手臂更自由了，很明显他参与了这个过程，他甚至能够遵循我给他的一些简单的动作指令，而且很喜欢这个过程。他正在唤醒他自己。

　　课程结束时，这个用一生来照顾儿子的母亲看着我，我们交换了会意的眼神。尽管我们不敢大声宣布另一个想法：他14岁能以他从未有过的方式如此迅速地改变和恢复，如果他在13年前得到同样的机会，他今天的生活会是什么样子呢？但我们还是为这些美妙的、虽然不大的变化而感激涕零。他的母亲最近告诉我，许多父母在她面前说："我希望我们早点发现您和您的方法"。

这个男孩取得的突破性进展绝不是独一无二的。这只是成千上万课程中的一个，我非常渴望向那些关心特殊儿童的人伸出援手，让他们看到并知道他们的孩子会有什么样的未来。大约30多年前，当我开始这项工作时，父母们把我对孩子们所做的工作称为奇迹，这让我很惊讶。我知道我们所看到的变化是真实的，但我对我所做的事情和孩子们的结果之间的联系了解有限。随着时间的推移，我越来越清楚，我们所看到的结果并非偶然。因为这些结果在数百名患有各种疾病的儿童身上反复出现，不可能将其解释为自发性康复或误诊——正如医生有时也无法解释所发生的情况。

多年来，我目睹了成千上万的惊人转变，但我从未认为自己是一个奇迹创造者。相反，我明白这些变化总是发生在孩子自己的大脑中，孩子们的变化都在他们大脑的能力范围内。

每当我目睹一个孩子的转变，无论是被诊断为自闭症、感觉统合失调、脑瘫、注意力缺陷多动障碍，还是其他任何诊断，我都迫切地感到需要把这种方法带给尽可能多的孩子。我想为父母和照顾者提供简单实用的方法，帮助他们孩子的大脑利用他们尚未开发的卓越能力和潜力。这就是这本书的内容。

通过本书所呈现的材料，可以看到一种典型的转变：他们是力挽狂澜者。这些材料对你帮助孩子非常宝贵。通过它们，孩子可以体验到几乎每个特殊孩子的大脑都能实现的显著转变，而这些转变可能是他或她自己永远无法实现的。

多年来，我综合了从我的老师摩西·费登奎斯博士那里学到的和我自己与数千名儿童互动的经验，以及神经科学研究的结果，形成了自己的理解。每年科学都会给我们带来更多关于人类大脑潜能的知识，让我们抛弃旧的惯例，突破人们所认为的可能的界限，并揭示出新的选择，以帮助健康和损伤的大脑更好地完成工作。

如何激发本书中所描述的显著潜力呢？你需要利用被称为大脑可塑性的这一特点，在适当的条件下，培养孩子大脑改变自身的令人难以置信的能力。当然，你需要实用的、简单的、具体的方法将这些原则应用于孩子的现实生活中，无论他或她有多么特别的情况或独特的病史。这正是我编写你手中拿着的这本书的意图和目的。

这本书的前3章让你了解如何改变孩子的大脑，从而能使他们改善甚至经常以此改变他或她的生活。后面的9章描述了我所谓的能帮助唤醒大脑，并在挖掘孩子更多潜能方面实现巨大突破的"九大要素"。在每个"要素"章的末尾，你会发现我列出了练习每个"要素"的工具。这些是在孩子日常生活中应用"要素"具体的、方便的建议。以这种方式利用最先进的大脑可塑性原则，这些"要素"和工具会使那些关于孩子大脑惊人能力的论述从大有希望转变为真正的实际表现。

在这本书的最后，你能找到我多年来收集的一些常见问题，还可以找到我同事尼尔·夏普博士编写的参考文献和笔记。在那里，你将找到与每章讨论内容相关的科学研究。参考文献全文附有缩写说明，有关完整说明请访问 www.anatbanielmethod.com，相关研究将在可用时定期更新。

我建议你先阅读前3章，因为它们是理解这本书的基础。读完基础章节后，阅读第一个要素——集中注意力的运动，因为它是接下来所有内容的关键点。此后，你可以继续按照它们在书中出现的顺序或你感兴趣的顺序阅读。我建议你花几天时间来熟悉每一个"要素"及其工具，掌握所需的技能，并加深自己的理解。一旦读完了所有的章节，你可能会想要不时地回去进一步学习它们。您可以在 www.Anatbanielmethod.com. 网站上找到简短的视频、家长的感言和儿童课程的样本。

我相信，在这些网页中，您会发现强大的新方法，帮助你的孩子超越他或她目前每天的极限。这本书是一份邀请，邀请你为孩子获取和提高其大脑改变自身的巨大能力而发现新的方法。

目　录
Contents

第一部分　功　能

第二部分　九大要素

第三部分 附 录

第一部分　功　能

1 一切如何开始

我们一生中每时每刻都拥有更多的可能性，这远远超过我们所认为的那样。

——一行禅师

我经常被问到是在什么时候开始对治疗特殊儿童感兴趣的？是什么在我早期工作时吸引了我？是我的家庭或者周围的朋友中有这样的特殊儿童吗？还是简单地只是因为我喜欢孩子？所有这些问题的答案都是否定的。我选择特殊儿童治疗这个领域不是我计划好的，也不是有意识地选择的，所有一切的开始，是在我遇到一个叫伊丽莎白的婴儿之后。

1980年9月初，也就是我第一年实习的时候，我和我的老师也是我的导师摩西·费登奎斯教授从欧洲来到了美国。老师此行的目的是到纽约曼哈顿上西区参加一个朋友的工作坊，而我则是我老师的助手。

那天早晨，房间的门铃一响，我打开门迎进来一对 30 岁左右年轻漂亮的夫妻，妈妈怀里抱着一个嗷嗷大哭的孩子，他们极力哄她想让她安静下来，但小伊丽莎白哭得实在太厉害了，因此无法接受费登奎斯教授的治疗。过了一会儿，妈妈把伊丽莎白放在沙发上一个舒适安全的地方，费登奎斯教授让我照顾这个孩子，然后带着夫妇俩到旁边的房间谈话。

那时我从来没有治疗过小孩子，甚至都没有想过会这样。以往我在以色列的工作经历都主要以成人疼痛或者功能受限为主，大部分患者都是那些日常进行高强度训练的人群，例如舞蹈家、音乐家或者运动员等。当我看着小伊丽莎白躺在那里大哭的时候，一些从未预想过的事情就这样发生了。她承受着如此巨大的痛苦和不适感，甚至都不能挪动自己的身体。就在那时我心里只有一个强烈的渴望，就是减轻她的痛苦和不适感。我不由自主地将她拥入怀里，那时我并不了解她的病情，也没有认为她有什么特殊，我唯一知道的就是此刻的她不开心。

我除了有意识地抱起她，并没有刻意做其他的事情，不一会儿她便停止了哭泣，平静了下来。突然间她变得平和了，似乎也觉得舒服了一些。我为她擦去眼泪，凝视着她可爱的小脸蛋。现在回忆起来，当时除了觉得自己和她产生了一种深深的情感连接之外，没有什么有形的或者客观的实物来形容这种感受了。我非常确信她当时也一定感受到了她和我之间的那种连接，这种感觉让她觉得很舒服。当我看着她灰褐色的大眼睛时，那里不再只是充满泪水，我突然意识到，她已经是一个具有独立意识的个体了，这种意识所带给她的能力远远超过她现有诊断下所预期的能力。

后来我才了解到，她的疾病是非常严重的，与我所感受到的是完全相反的。

从医学的角度来看，小伊丽莎白得了一种叫作"全脑损伤"的疾病。在那个磁共振和其他脑部检查还没有普及的年代，即使"全脑损伤"这种诊断是不确切的，但是对于医生来说也无法做出更多的解释了。当我在抱着她的时候，以我的经验能很明显地看出她肌肉系统的感觉非常少，无论是无意识的还是有意识的运动，左侧肢体的肌肉严重痉挛，眼睛也有严重的内斜，几乎没有迹象可以表明这个孩子对她自己的身体有什么感知。

在我遇到小伊丽莎白和她的父母时，她已经在一个传统的物理治疗师那里治疗了近6个月，也没有什么明显的疗效。同样地，两位权威的儿童神经学专家对她的预期也非常差，其中一位专家曾经暗示这个孩子终身不能自理，现有的医疗水平对治愈她来说没有太大的希望。虽然她的父母在听到这样的说法时感到非常绝望，但是，他们仍然坚信会有更好的选择，他们不愿接受这些观点、建议，他们不愿意放弃自己的女儿。

我回忆伊丽莎白爸爸说过的话，他说当他看着女儿时，他非常确信能感受到她的聪慧，只是她受到限制无法表达出来。我抱着小伊丽莎白时感受到的一切告诉我，她的爸爸是正确的。我完全同意他的观点。也就是从那时开始，我们开始与她父母一起治疗小伊丽莎白，我把我内心深处对小伊丽莎白的感觉告诉了她父母，后来证明这感觉是完全正确而又超乎寻常的有效。

伊丽莎白的第一节课

当费登奎斯教授与小伊丽莎白的父母结束谈话回来后，他们发现伊丽莎白非常满足、安静、舒服和机警地依偎在我的怀里，这引起了我老师的注意，他问我能不能在他给小伊丽莎白做治疗时，也一直这样抱着她。随后我把她抱进了另外一个房间，坐在一张矮桌边上，这是专门为她准备的"治疗床"。费登奎斯教授则面对着我们坐在旁边的直背椅子上，这样更利于他对小朋友进行治疗。

作为一个没有接受过训练的观察者，表面上看我觉得费登奎斯教授似乎并没有做什么。他没有强迫伊丽莎白一定要保持正确的姿势，没有被动活动她的肢体，也没有给她按摩肌肉或者调整她的背部姿势。对于一个观察者来说，首先要发现被观察者的不同寻常的注意力和专注力。费登奎斯教授一直非常专注地凝视着伊丽莎白，似乎在用目光为她进行触诊。过了一会儿，他开始伸出手轻轻地触摸她的上背部，接下来开始用不同的方式移动她的腿，然后用手指非常轻柔地触摸她的手、胳膊和脸。

当老师在做治疗的时候，我也全神贯注地配合着老师。我开始确信伊丽莎白的父母和我曾经感受到的隐藏在她身上的"聪慧"是真实的。这个"聪慧的能力"第一次神奇地以一种给人带来希望而又正确的方式释放出来：她开始集中注意力了。她和老师之间开始建立起联系。我能清晰地感受到她的身体带给我手上感觉的变化，这种变化是如此的微妙，又如此的显著和确定，她那潜在的"能力"——她的意识，正在苏醒。

伊丽莎白的第一节课不超过 1 小时，这个时间还包含了我们与他父母沟通的时间。她的父母同意了第二天再来进行治疗。第二天我为他们开门时，小伊丽莎白还和昨天一样，非常不开心地大哭着。随后我接过她抱入怀里，在走进治疗室前她就已经安静下来了。她依偎在我的怀里，背靠在我的胸口，老师开始缓慢地、轻柔地用手扶住她的头，然后将她的头抬起来。我注意到她的骨盆没有出现联动，这是一个非常有价值的细节：通常来说，当一个孩子的头抬起时，他的大脑"知道"要拱直下背部同时把骨盆向前倾。这是随着孩子早期的发育在大脑中形成的一个整体模式。我把双手放到她的骨盆两侧，在老师轻抬她头的同时，我用手轻轻地将她的骨盆前移，就像唤醒她大脑中控制这一个动作的那个部分一样，让她的大脑开始意识到要同时控制这两个动作。接着我又温柔地向后压她的骨盆，给她向后的感觉，这样老师在向前让她低头时，她有将骨盆向后倾的感觉。在我们这样操作了一会儿以后，小伊丽莎白开始自己跟着她头部的动作，协调地前后移动她的骨盆。她的大脑开始运作这个动作了！我感觉她整个人都被唤醒了！

那时伊丽莎白已经 13 个月大了，在这个年龄段正常的孩子已经可以完全自己坐稳，而她还完全不能做到。不过，我们治疗的目标并不是训练她坐的能力。事实上，那时我们都不能确定她将来能不能自己坐稳。我们所关注的是，小伊丽莎白似乎根本不知道她有背、骨盆或者头，她的大脑没有形成与身体这些部位的联系。她不能坐，是因为她的大脑没有产生与身体这些部位的网络连接，她身体的各个部位也没有像正常人一样通过大脑进行协调连接，所以她不具备独坐的能力。

一旦她的大脑建立起这种错综复杂、动态的网络连接，她就拥有了可以自己坐起来的能力。她的大脑利用这些来自这个网络的信息，逐渐形成运动的模式，然后告诉她如何操作肌肉从而使自己坐起来。同时，大脑还可以使用这些资源在未来去创造其他的一些运动技能。

在整个过程中，最关键的一点就是让伊丽莎白的大脑转变成为"学习型大脑"——这也是为什么我们不称我们的工作为治疗，而是称为课程的原因。老师的全身心集中的注意力、目的和意识，以及孩子配合将注意力集中在跟随他们大脑产生的新信息上面，这一切使孩子发生了变化。

在第二节课结束后，我站起身把伊丽莎白递到她爸爸的手中。她爸爸看完了整个一节课的过程，他也感觉到了小伊丽莎白的身体活动变得不一样了。当她爸爸再次将她抱在胸前时，她可以控制自己的头部运动了。她开始有目的地拱直自己的背，把自己的头甩向后方，然后抬起头看着我，然后继续后伸她的头，开心地专注于她刚发现的游戏。那时，她终于第一次体会到了自主活动自己的身体是多么开心的一件事。她开始变得爱玩了，也变得活泼。我们都知道，这一切都需要一个具有感知、主动和整合神经肌肉运动的大脑来实现。这需要孩子认识到自己的存在以及意识到她周围的世界。

对于一个普通的观察者来说，伊丽莎白的这些动作似乎是不经意的；但对于我们来说，她可以主动转动头部和拱直背部，这些都是具有非凡意义的动作，她开始嬉闹，对于我们来说都是值得庆祝的。这些提示我们，伊丽莎白损伤的大脑仍然具有学习能力，依然具有大脑自身组织能力，可以对她的身体或思想产生有意识的或随意的控制，这一切足以改变她的一生。

在我返回以色列之后，我工作的重心马上发生了改变。在几周内，老师开始介绍其他的特殊儿童给我。一个崭新的、充满了无数可能性的世界向我敞开了。伊丽莎白的父母希望她继续接受我的治疗，我们开始了长达 20 多年的合作。她在之后的日子里接受了各种挑战，但是伊丽莎白一直在进步，她从未停止过学习和进步，最终，她走出逆境赢得了属于她的自由人生。

当我在回顾与小伊丽莎白的这段经历时，里面有无数令人惊奇的时刻，在这个过程中展示出了我的治疗方法中最特殊的一面，后来我将这个独特的方法用我的名字来命名，叫作 Anat Baniel Method（以下简称 ABM）。

让纸巾飞起来的小女孩

在我和伊丽莎白相处的时候，我全部的注意力都集中在她身上，观察她正在做的事情、她的感受还有她的想法。与此同时，我尽可能地寻找任何可以帮助她发现自己的现有能力、加强这些能力并学习到新能力的途径。我和孩子是一体的，甚至我成了她能量的来源。通常，由于她的特殊，她自己不可能发现自己的那些能力，而我的帮助为她创造了机会。举个例子，当伊丽莎白七岁的时候，她能够站立，抓着辅助工具可以行走，但是她不能独自行走。任何时候只要她尝试独立行走，不到一两步，她就会突然失去平衡，像个醉汉一样，朝任何方向飞去，然后摔在地板上。我绞尽脑汁想了好几个月，怎样才能让她独立行走，我知道她离具有独立行走的能力越来越近了。

当时伊丽莎白仍然不能接住球，这是一种对于发展出复杂的协调能力非常有价值的游戏方式，通常来说对于 7 岁的孩子来说接球是很容易的。当一个球扔向她时，伊丽莎白会伸出手，放在胸前固定的位置。就在球快要落向她时，她的眼球运动会停止，因此她的眼神无法跟踪球，也无法协调她的身体动作去接住它。我尝试使用一个又大又轻的充气沙滩球进行抛接训练，因为这种球在抛出后移动速度较慢，但她还是接不住它。

　　偶然的一次机会，伊丽莎白要了一张纸巾。在我从盒子里抽纸巾时，我想到：啊哈！这种纸巾正是我所寻找的，它可能给予我们新的机会。我把纸巾拿在面前，朝伊丽莎白的方向吹去。那张几乎没有重量的纸，刚好呈现出一个够大、够柔软的物体，像微风中的一片叶子一样，向她飘去。事实证明，这正是她所需要的。由于球的快速移动，使得伊丽莎白的眼睛无法追踪，但现在她的视线可以追踪那块缓慢地、波浪式移动着的纸巾，并把它接住。我回想起这一过程时，就了解了我们现在已知的人类大脑的组织能力，我描绘出一个正在她大脑里发生的高度活跃的过程。当她的视线追踪并且接住纸巾这一系列复杂活动完成时，在她的大脑里不同神经元间产生数以百万亿计的连接，创造出一个全新的神经网络。

　　收获还不止于此，伊丽莎白对这个新学会的游戏感到高兴，对她新发现的捕捉纸巾的能力感到兴奋。她笑了，好像她刚刚发现了世界上最美妙的游戏。她突然停下来喘口气，把纸巾举到自己面前。我明白她现在的想法：她想尝试把纸巾吹还给我！

　　伊丽莎白向纸巾吹了一口气，但她的呼气量不足以将纸巾完全吹到我这里，纸巾掉在她旁边。她弯下腰，捡起来，又吹了起来。这一次，发生了一件很不寻常的事：她边走边吹气，保持纸巾飞在空中，直到它落到我坐着的地方。在这段时间里，她一直独立地走着，吹着纸巾，笑得很开心。纸巾非常轻，所以它下落的时间很缓慢，这让小伊丽莎白有时间调整呼吸，一次次将它吹起来。那时，我一直在注视着这艰巨的动作——她人生中第一次独立行走。她太专注于吹纸巾，以至于自己完全没有察觉。所有她花费了大量时间学到的技能，此时与她眼睛追视纸巾的能力组合在一起，赋予了她一种新的能力——独立行走！

在我与伊丽莎白相处的这些年里，我们总是着重发现并强化她现有的能力，而不是关注她所不具备的技能，我们一次又一次地把已经认识到的能力转化为更强的能力。随着时间的推移，伊丽莎白不仅学会了走路，还学会了说话、读书、写字、交朋友和社交。当她十几岁的时候，在她的成人礼上，伊丽莎白的巨大成就突然深深地打动了我，我感动得流泪。并不只有我喜极而泣，许多观众也在哭。

> 在我与伊丽莎白相处的这些年里，我们总是着重发现并强化她现有的能力，而不是关注她所不具备的技能，我们一次又一次地把已经认识到的能力转化为更强的能力。

几年后，我收到了她婚礼的请柬。我记得在婚礼上，她穿着美丽的白色长袍，一头乌黑飘逸的头发，容光焕发，周围都是敬佩她、喜欢她的宾客。如今，伊丽莎白已经30出头了，拥有两所优秀大学的硕士学位，婚姻幸福，经营着自己成功的事业。在最近的一次通话中，她开心地讲述着她的家庭和她的工作。她说："安娜特，我找到了我生命中的热情，我很高兴。"伊丽莎白的治疗过程和成功已经成为我以及其他数以百计的特殊儿童和他们父母的生活基准，不断提醒着我们所有人都能超越极限，创造奇迹。

伊丽莎白的治疗过程和成功已经成为我以及其他数以百计的特殊儿童和他们父母的生活基准，不断提醒我们所有人都能超越极限，创造奇迹。

我的孩子拥有多大的潜力

大多数父母都会不止一次地问自己：我的孩子未来有什么样的可能？不管孩子是正常的还是特殊的，我对于这个问题的回答只有一个：期待奇迹。变化的本质使我们从自己的角度无法看到或精确地预见未来，如果我们尝试这样，我们就会用现在的有色眼镜去给孩子勾画出一个有限制的未来蓝图。30 年前，当伊丽莎白还是个面临着巨大挑战、不开心只会哭的小婴儿时，几乎没有人可以预见她的未来。

变化的本质使我们从自己的角度无法看到或精确地预见未来。

当我们重新审视那些所谓的奇迹，我们会发现奇迹的发生不是因为偶然、幸运，而是通过一系列事件——有时是大的，有时是小的，有时是深思熟虑的和有充分理由的，有时是通过创造性的努力带来的实质性的变化。那些卓越的变化产生的地方正是来自将不可能转变为可能的强烈愿望和意图。这同样适用于科学领域，那些我们认为的坚不可摧的理论都是建立在详尽的研究和无可争辩的证据上。要知道，科学也是在不断变化着的。例如在 20 年前，医学权威们没有确诊自闭症，大部分人将有注意力障碍的情况 [注意力障碍缺陷（ADD）和注意力缺陷多动障碍（ADHD）] 看作是一种"坏习惯"，而不是一种需要特殊治疗的神经病学的情况。当一个孩子出现脑出血，对他的大脑某一部位造成损伤后，目前还不能完全确定，他大脑的其他部位是否可以替代和组织起它通常没有的功能。

现在，我们已经知道大脑可以自己调整和改变。这是我们的一部分，事实上，大部分的改变都是可以的。我们总结出一套日益广泛和精妙的关于如何更好地使用大脑，提升大脑自身能力的身体科学理论和知识，其中一部分就是大脑的神经可塑性理论，也就是大脑自身通过建立新的神经连接，从而具备重组和获得新技能的能力。对大脑可塑性理论方面的研究帮助我们解释了我在本书中提到的内容，以及我在过去的 30 年中在治疗特殊儿童方面那些成功的经验。

> 现在，我们已经知道大脑可以自己调整和改变。这是我们的一部分，事实上，大部分的改变都是可以的。

我之前有临床心理学和统计学的背景，我具有一颗科学研究的心。但是多年来，可以证明我的这套理论和经过我们临床中反复实践所得出的大脑可以自我改变的科学研究还是少之又少。大脑这个显著的能力帮助我解释了 30 年来治疗的特殊儿童的结果。

传统模式的巨大转变

在本书中我介绍的这套方法，是一套明显脱离了传统的教育、治疗和医学手段介入的方法。例如，传统的对于特殊儿童的治疗经常是尝试强迫这些孩子尽量表现得像正常的孩子一样，或者为了能赶上相应的适龄儿童能力或发育的里程碑，尝试着让他们做"他们应该做的"。我们的观点不是让孩子做他目前还不能做到的，而是首先着眼于他现有的能力和需求，然后帮他们一起找出他们大脑自身取得进步所需要的信息和方法，然后形成新的能力。

> 对于不停在生长和变化着的孩子，我们需要和他们的大脑建立交流，而不是只着重于发现肌肉的问题和找到对肌肉问题的解决方法。

对于不停在生长和变化着的孩子，我们需要和他们的大脑建立交流，而不是只着重于发现肌肉的问题和找到对肌肉问题的解决方法。肌肉只是执行大脑的命令。我们的意识——那些可以组成我们语言，我们用来解决数学问题，用来思索的东西，也受制于大脑的指令。如果一条腿无法移动，那是因为我们的大脑没有指出如何去移动这条腿；而我们的大脑没有指出这个动作，是因为大脑没有足够的信息去形成相关的模式，从而完成想要的动作。相同的原则也同样适用于当一个孩子存在言语困难、解决问题能力低下或者无法清晰地进行思考的时候。我们的大脑可以自我调整，有很多的方法和途径可以帮助提升特殊儿童的大脑功能。当我在 30 年前开始这项工作时，我就意识到了这一点。

　　ABM 就是利用特殊儿童自身的潜能优势，通过与他们的大脑建立联系和交流，帮助他们的大脑形成运动、思考模式。通过使用这些方法，我们帮助特殊儿童发现自身的能力，学习他们接下来可以学到的技能，无论这些技能看上去是大还是小，简单还是复杂。我们的目的就是唤醒孩子的自我，激发他们潜在的能力，从而帮助他们更好地学习和成长。在这种方法的帮助下，孩子们用新的方式去感受他们的身体，用前所未有的方法活动他们的身体，他们学习到如何将自己的内在和外界相统一。随着他们的大脑、身体被唤醒，他们变得更舒服、更有能力，对自己的感觉更加良好。

> 我们的目的就是唤醒孩子的自我，激发他们潜在的能力，从而帮助他们更好地学习和成长。

家长的力量

　　一定不要忽视来自家长的爱的力量，这对于那些特殊的孩子尤其重要。正是你们无边的爱和想为孩子带来最好的结果的渴望激励着你们寻找最好的机会，帮助他们拥有最美好的人生。我见到过的父母们都拥有这样的力量。他们为孩子寻找新的可能性去激发孩子潜在能力的信念时时刻刻鼓舞着他们自己和我们。这份爱的力量与科学和技术结伴而行，使特殊儿童能够拥有无限机会来超越自身疾病、常识的推理以及过去的经验所认为的对他们的限制。这常常是迈向奇迹的第一步。

2 从"修理"（fixing）到"联系"（connecting）

没有什么惊喜比被爱更神奇了，它就犹如被上帝之手所眷顾。

——查尔斯·摩根

孩子的出生本身就是一种完美和奇迹。人们通常在孩子还未出生时，便对孩子的未来产生无限憧憬，即使此时我们对他或她一无所知。孩子会长大、独立、自主，会拥有完整和满意的人生。突然，噩耗传来——我的孩子有问题！这一刻来得那么猝不及防，它发生在孩子出生前或出生时。而有时，孩子的异常是被我们慢慢发觉的。医学的诊断和病因可能是明确的，至少在医学术语方面，有时又不太明确。

当我们意识到孩子存在一些问题时，过度的恐惧、困惑，深深的悲痛（有时是不受控制的）和不安的愧疚等各种感受随之而来。同时，心中最强烈的愿望就是要拼尽全力做一切能做的来帮助我们的孩子。我们希望可以帮助他们变成"正常人"，可以走路、说话、思考、体会，希望他们拥有独立的有意义的人生。我们必须要问自己的是，我们怎么做？我们准备怎样去帮助孩子超越他们身体现有的限制？

> **我们必须要问自己的是，我们怎么做？我们准备怎样去帮助孩子超越他们身体现有的限制？**

当我们知道孩子有问题的时候，不管是什么问题，我们自然而然地是去关注这些问题给孩子带来的限制，例如孩子将来没办法做什么，或者他现在哪里是错误的，然后我们就开始想办法解决，停止或者克服这个限制。我们期待着解决问题，期望能"修理"好孩子出现的问题，让他们可以坐直、说话、阅读、写作、和别人交流，期待着他们可以做一切正常孩子可以做的事情。

家长们对于"修理"好孩子存在的问题或功能障碍的渴望是无比重要和有用的。的确有些时候，我们是可以用"修理"的办法的——例如，医生可以通过手术对心脏上的洞进行修补，或用抗生素去解决某个部位的感染，再或者对身体进行换血。如果有需要而且在这些"修理"的方法可以实施的情况下，我们是可以采取"修理"的手段去进行治疗的。同时很重要的是，要理解"修理"的治疗手段只是让我们接近问题，治疗手段本身是有其疗效限制的，"修理"有时是达不到渴望的治疗效果的。本书中所提到的"九大要素"，就是为了引导我们超越"修理"手段的限制，为孩子们的大脑提供自己解决问题的新机会。

认清"修理"的模式

大部分人认为"修理"是把坏掉的零件换掉，或者恢复其本该有的样子、功能甚至是结构。我们通常知道如何解决一辆汽车或者家电等机器故障，即使我们不会自己修，但我们可以雇这方面的专业人员来做。当车胎漏气了，我们可以修补，当引擎无法点火，我们可以更换零件让它重新工作。修理人员通过他们的经验、工具，以及利用替换零件，可以使机器的外观及功能恢复如初。

而孩子就不一样了，汽车或者其他一些机器的修理过程不需要它们的主动参与。机器是没有思想的，没有自我修复、学习、成长和参与进化的能力。"修理"理论的精华部分是要利用和掌握汽车的机械原理。同样的理论一样适用于我们对特殊儿童的"修复"过程！我们希望"修复"所有那些出现问题的部分，我们希望找到一些懂得如何修理的专家使得所有的"修理"都恰如其分。

> 与汽车或者电器不同的是，你的孩子不是一个做好的成品，他们是活的、有感情的和可以感知的人，他们在努力成长。

与汽车或者电器不同的是，你的孩子不是一个做好的成品，他们是活的、有感情的和可以感知的人，他们在努力成长。在这个过程中，他们不断克服困难和提升自己的运动、思考、理解能力，与世界更好地相处。大脑和那些脑细胞，便是能发掘出无限潜力的关键所在。无论孩子有哪种缺陷，只要孩子拥有一颗活跃的大脑，大脑内部便可以产生新的连接和运作模式，这样便赋予了孩子突破限制和克服困难的无限可能。这是大脑最初被设计的初衷，也是我们的希望所在。

> 大脑和那些脑细胞，便是能发掘出无限潜力的关键所在。

为了能充分利用大脑的巨大潜力，我们需要转换我们的思维，摆脱思维定式。我们需要将全部注意力集中在如何唤醒孩子的大脑和强化其现有的能力上，这才是真正有用的。在帮助特殊儿童的道路上我们并不是孤独的，在帮助孩子们克服挑战的过程中，我们最有用的资源以及最棒的合作伙伴便是孩子自己以及他大脑的能量。

从"修理"模式转换到"联系"模式

真正对特殊儿童有帮助的是，我们需要放弃让孩子们去完成他们现在不能做的事情。我们要充分认识孩子们的大脑在学习和强化新技能时的基本作用。大脑本身具备解决问题的能力，令人惊奇的是，它可以创造出非常好的解决办法。无论我们可以帮助多少，也无论我们本身有多专业，我们还是要百分之百地依靠孩子自身大脑的改变。

通过"九大要素"我们可以快速地超越固定思维带来的局限，很好地帮助孩子的大脑完成自己的任务，从而保证了那些潜在的过程得以良好进行，而这潜在的过程，正是孩子能够学习和出现新技能的基础。"九大要素"将帮助孩子的大脑非常出色地运转起来。是的，你没有看错。在接下来的几页中你能发现孩子的大脑是如何参与功能重建的过程的，尽管他们面临着巨大的挑战。

> "九大要素"将帮助孩子的大脑非常出色地运转起来。

任何时候我们让那些特殊的孩子做他们不能做到的事情，这都是"修理"的行为。比如他不能独坐，我们不断地帮他坐起来，期望通过不停地重复锻炼，当哪一天训练的次数和时间足够多了，他能自己独坐。再比如，他不会说话，我们教他说简单的词语和声音，一次又一次地教，希望通过足够的重复使他的言语缺陷可以被修复。有时候，这些策略可以起到疗效，有时候则会完全失败。如果我们不这样做，而是把我们训练的重点放到唤醒和加强孩子大脑自己找到解决办法这一过程中，情况有可能会变得完全不一样。

> 任何时候我们让那些特殊的孩子做他们不能做到的事情，这都是"修理"的行为。

正如我前面所说的如何利用"九大要素"跳出"修理"的思维，与孩子建立伙伴关系，并一起创造出唤醒他们大脑潜能的路标。学习如何更好地帮助孩子的核心是基于这个事实：如果他愿意，他就可以。如果他愿意坐，他就可以坐，如果他愿意说话，他就可以说话。在任何时候，都要识别和遵守你的孩子能和不能做的事情，是帮助孩子超越他们自身限制的关键所在。要接受如果他能做，他就愿意做的这个基本事实，然后兴奋和倍受鼓舞地去应用"九大要素"。

"九大要素"是唤醒孩子的大脑，或者可以说是唤醒任何人大脑的有效工具，它可以使我们具备强大的学习能力，无论你的大脑处于何种功能水平层次。"九大要素"可以帮助你为孩子的大脑建立起完美的内部环境，使得大脑创造出独特的模式和解决它特殊需求的办法，从而良好地发育和生长。

> 学习如何更好地帮助孩子的核心是基于这个事实：如果他愿意，他就可以。

走路、说话、思考、感受、与别人交流，我们所做的所有事情都是由我们形成受精卵之后经历的数以百万次的随机经验而组成的。所有我们的活动之所以出现，是因为我们的大脑动态地组织了我们的经验，形成千变万化的模式，来主导这些活动，不管这些活动是什么形式。

> 所有我们的活动之所以出现，是因为我们的大脑动态地组织了我们的经验，形成千变万化的模式，来主导这些活动，不管这些活动是什么形式。

随意性的必要性和目的

当一个孩子有某方面的特殊情况时，这种情况本身就会限制他获得某些经验的机会：身体上的、情感上的和智力上的。例如，当一个健康的婴儿醒着躺在婴儿床上时，他的手臂、腿、背部和腹部会不时地扭动。这些动作是无意识的，这就是我所说的随意运动。当婴儿的手臂绷紧时，无法活动或扭动，那些自发的、无限丰富和多样的随意动作就不能发生；更典型的婴儿的那些随意动作在当时可能看起来并不多，但对孩子的大脑来说，这些随意动作提供了丰富的经验和信息，这对于大脑最终发展出可控的、有效的运动和行动是绝对必要的。这些随意体验通常是通过孩子自己的随意动作产生的；事实上，它们是每个孩子的大脑尽可能完整地形成自己所需要的。因此，为有特殊需求的孩子找到获得随意体验的方法就成了我们的挑战，否则他的条件会阻止或限制他独立。在这个过程中，我们需要记住，这些经历将成为他大脑丰富信息的来源。

好消息是，我们可以为孩子们创造机会，让他们拥有这些随意的经历。当强迫他们做一些他们目前无法做到的事情时——"修理"模式——就会用我们想让他们学习的东西剥夺了他们大脑需要学习的丰富信息。通过在这个过程中引入随意性，我们可以让孩子的大脑最终创造出更好、更有组织的模式，来移动他的手臂，或者做他本来没有信息去做的事情。孩子只有从他目前的能力开始，才能做到这一点。

更典型的婴儿的那些随意动作在当时可能看起来并不多，但对孩子的大脑来说，这些随意动作提供了丰富的经验和信息，这对于大脑最终发展出可控的、有效的运动和行动是绝对必要的。

超越"修理"模式

当一个人想帮助一个不会爬的孩子练习爬行的时候，通常会将孩子放在地上，让孩子用手和膝盖支撑住，然后帮助他在这个位置上稳定，进而尝试着辅助他做爬行的动作，这一切看上去似乎符合逻辑。在一定程度上，我们有可能利用这种方法取得成功，但是，很多时候这种训练方法没有效果，或者效果不是最好的。为什么会这样呢？简单来说，我们太过于把训练的着眼点放在了我们想让孩子达到的最终结果上，从而剥夺了他们拥有各式各样随意运动的体验；这些体验是他的大脑将想要完成的动作完成好（例如爬行）所必需的信息，因为有了这些信息，他的大脑才能形成内部的相关模式。注意，那些健康的正常的孩子是会自动拥有这样的体验的，而特殊儿童因为身体和功能上的各种限制，会导致他们失去获得这种体验和经验的机会。庆幸的是，我们还有一种选择，就是我前面提到的"九大要素"。利用"九大要素"，我们帮助孩子创造出获得他们大脑所需的随意运动的体验和宝贵信息的机会。当孩子积累了丰富的身体经验，就像拥有了名副其实的知识的海洋，从而保证他们的大脑不仅能完成相关的动作和活动，而且还具备了改善和加强这些活动的能力。这样，在短时间内，孩子变成了一个出色的学习者。

> 利用"九大要素"，我们帮助孩子创造出获得他们大脑所需要的随意运动的体验和宝贵信息的机会。

我们从神经可塑性理论中知道，大脑可以通过建立新的神经连接进行重组。大脑利用每个得到的信息，通过无数次重组过程，实现它令人惊讶的难以预测的精妙创造。这些潜在的知识，这里指的是大脑无数的神经连接和模式，将会成为大脑用来创造技能和不断改善自己能力的信息资源。所有孩子们的这些体验和经历：爬行、咿呀学语、听音乐、抓住一个球或者区别冷和热等，将对他们所做的每件事都起到作用，无论是体力方面、情绪方面还是智力方面。从这方面来讲，我们应该把所有我们所想、所做和所感受的一切都看作是我们的大脑在组织运动。

从"修理"到"联系"

"九大要素"帮助我们迅速地跨越"修理"模式的限制，帮助任何一个大脑更好地工作，保证所有技能和学习的潜在过程顺利进行；帮助你的孩子的大脑出色地工作，甚至比其他孩子的大脑更好，这正是那些特殊儿童所需要的解决问题的能力，以及将不可能变为可能的能力。

"九大要素"也是你自己感受、观察、注意和创造的工具；重要的是，它可以帮助提升你自身与孩子建立"联系"和一起工作的能力，不管孩子是否是特殊儿童。你可以拓展自己从孩子的角度去体验这个世界的能力，同时你的孩子也可以很好地借助你的大脑去体验、去思考、去区别、去运动、去听。

> "九大要素"也是你自己感受、观察、注意和创造的工具；重要的是，它可以帮助提升你自身与孩子建立"联系"和一起工作的能力，不管孩子是否是特殊儿童。

通过"九大要素"与你的孩子建立联系的目的不仅仅是让自己变得更有同情心，也不是帮助你的孩子做他们自己无法完成的事情。相反地，我们的目的是为孩子提供最大的机会去发展自身的功能和技能，具有自己体验自己的强大能力，让孩子对自己感到舒服，从而在真正的成就感和自豪感的体验下，获得自我继续学习和成长的能力。

孩子学习自己的体验

"九大要素"中讲到的"联系"是建立在这样的理论基础之上的：孩子要通过他们自己的体验而学习，而不是要学习我们想让他们学习的东西。当我们用我们的方法和努力去教一个孩子学习他现在不能完成的技能的时候，他通过他自己的体验来学习我们的方法。这个过程经常包括了学习那些他一次次尝试而又一次次失败的体验，或者学习到那些在失败的过程中形成的坏习惯。伴随这一切的还有可能出现的恐惧的感受，那些不适当的地方，或者坏的错的，甚至是生气或怨恨，还有无法完成他人期望的挫败感。无论孩子学习什么技能，只要他是在被训练的过程中，他都将学习到在这个过程中的所有体验。而此时，通过这种学习过程他体验到的那些功能限制，将让他建立起他无法超越这些限制的信念。

每个孩子在其一生中都一直生活在不断感受着、感觉着、思索着以及积极地学习着他所拥有的每一项技能的过程中，而且在学习任何一项技能时，他都在不断地重复上述过程。我们所提供的对他的帮助的有效性取决于我们是否成功地辅助他自己的大脑创造出自己独一无二的解决方法，而不是尝试着去把我们想到的解决方法强加给他。就像汽车修理工换掉一个坏零件一样，我们所需要的是为孩子提供他所需要的足够丰富的体验，然后形成他要形成的能力，每一个动作，每一个活动，都是他自己的大脑为他自己而做出的决定。一定要记住的非常重要的一点是，这些体验应该从孩子现在开始，意思就是他现在能做的，从现有的功能开始，只有这样他的大脑才能和他现在做的建立起联系，同时自己使用大脑来完成，如果他自己弄懂这些体验，就能够进一步超越现在的限制。

> 我们所提供的对他的帮助的有效性取决于我们是否成功地辅助他自己的大脑创造出自己独一无二的解决方法。

任何时候我们尝试着让孩子脱离他们的现在，就是脱离他们现在的能力，孩子和家长将立即失去相互之间的"联系"。当这"联系"消失的时候，这就是一个信号，表明我们开始变成"修理工"了。直到我们重新建立起"联系"，否则我们的治疗开始变得徒劳。

比如，如果我看到一个孩子无法自己坐起来，我需要做的是退到坐位以前的功能来训练，起码在此时应该这样，同时停止尝试去强迫或帮助他坐在那里。我要退到他真正能做的动作或功能上来，通过"九大要素"，你将更好地意识到你孩子的真正体验是什么，如何介入他现有的能力，同时如何促通他进入下一步的突破。

> 任何时候我们尝试着让孩子脱离他们的现在，就是脱离他们现在的能力，孩子和家长将立即失去相互之间的"联系"。

在后面的内容中，你将发现如何从"修理"到"联系"你的孩子，这样一个重要的深刻的转换。这个转换看上去确实让人难以捉摸和充满了挑战，但是它将给你和你的孩子的生活带来巨大的改变。家长经常觉得这些事情发生的可能性几乎接近于奇迹。不过，家长如果使用"九大要素"来治疗一个看上去对周围一切都不感兴趣的孩子，你会发现孩子突然变得对周围的人展现出极大的兴趣：那些臂丛神经损伤的孩子（肩部、胳膊和手部神经损伤）突然开始运动和使用他的胳膊；那些计算困难的孩子突然开始明白数字的意义，然后令所有人惊讶地开始喜欢上数学课。通过使用"九大要素"的技术而产生的从"修理"到"联系"的转换将为你的孩子提供丰富的体会和联系他自己的新机会，从而使他的大脑越来越有效地运行起来。

通过"九大要素"，你会学到如何关注和唤醒孩子潜在的发现力和自身创造力，这是孩子成长和发育的核心所在。你将不再关注你的孩子在他这个年龄段或者发育阶段"应该"做的事情。

你将会变成一个机敏的观察者，可以觉察到发生在孩子身上的细微的变化；同时你会知道那些细微的变化如何累积成为一个巨大的功能变化，并且越来越欣赏这些细微的变化。我们会验证你和孩子的这些转变是如何和为什么发生的，同时找到支持它们的科学依据。

> 你将会变成一个机敏的观察者，可以觉察到发生在孩子身上的细微的变化；同时你会知道那些细微的变化如何累积成为一个巨大的功能变化，并且越来越欣赏这些细微的变化。

当你在对你的孩子使用"九大要素"的过程中，你会发现你也逐渐跨过了自己的恐惧、震惊、困惑、悔恨及各种各样你可能有的感受。因为你已经知道，你孩子"超乎寻常"的需求也需要你"超乎寻常"的潜能，从而超越你的期待和愿望。"九大要素"似乎可以使你和你的孩子可以超越你们的极限，把不可能变为可能；同时也让你和你的孩子可以更开心、愉快和更有价值地享受相处的时光。

3 孩子神奇的大脑

我们处于大脑可塑性革命的初期阶段。

——迈克尔·莫山尼奇博士

在早年我刚工作的时候，大概 30 年前，我就清楚地意识到，我治疗这些特殊儿童时必须要治疗他们的大脑。无论是哪种特殊需求或残疾，不管他是自闭症还是脑瘫，或是其他的情况，问题总是归结于大脑。

我们的大脑支配我们的一切。它将无序变得有序，不间断地对各种刺激用其自身的方法做出反应。但是，我们的大脑是如何完成这一切的？而为什么对特殊儿童却不能做到这样？前一个问题的答案是这样的：所有我们做的每一件事、每一个动作、每一个表达、每一个想法和情感都可能来自我们大脑的支配能力，以及将生命长河中无穷无尽的刺激和感觉联系在一起的功能。而一个特殊儿童，他的这个过程受到干扰，而受到干扰的地方恰恰就是大脑支配能力和对自身和周围环境的反应，这也正是我们需要帮助他们寻找到最佳的机会跨越他们现有的功能限制的地方。

> 我们的大脑支配我们的一切。它将无序变得有序，不间断地对各种刺激用其自身的方法做出反应。

随意运动滋养着我们的大脑

当一个生命出生后，她就开始发现她与周围的环境是相互对立的，她自身是一个拥有身体、感受、欲望和需求的个体。她整个人将充满所有感受器传来的感觉，充满各种各样的身体内部活动，充满她自己的动作以及与周围环境的互动。而这些无序的、杂乱的动作和感受，却正是有序的动作的源泉；大脑将最随意的动作和感觉转化为有目的、有规划、有意识和可以自身识别的活动。

当小婴儿在生命最早的几周躺在婴儿床上的时候，她的大脑刚刚开始指出要对她的感觉做什么，以及如何组织支配她的运动和本体感觉。仔细观察一个新生儿，你可能看到的是很多的颤动、摆动和无意识的动作，这就是我所说的随意运动。所有的这些活动看上去没有目的，但是我们无法看到此时大脑在进行什么活动，实际上此时大脑在进行大量的活动。

当孩子做每一个动作时，丰富的感觉就会传到大脑，这些感觉来自孩子的胳膊划过毛毯时，来自背部压力的感觉，所有运动肌肉、关节、骨头的复杂感觉都会传给大脑。当小手伸出来被妈妈的大手抓住，并深情地捏住时，同时还伴随着妈妈温柔的声音，所有的这些孩子都会体验到。每种体验的感觉都不是完全相同的。大脑能察觉到这些感觉之间不同的能力正是大脑的信息源泉，通过这些信息，大脑可以出色地支配自己，支配身体和对外界做出反应。所以，我们要想帮助那些特殊儿童康复，最好的机会就是帮助他们促通大脑察觉各种不同的能力。

开始阶段：感知到差异

大脑将随意的动作转换成有意识的、有目的的动作的过程，开始于我们大脑具备了感知到差异的能力。有人会说：这个能力是理所当然就有的啊！这看上去是多么简单的事情。这的确是我们在做任何事情的时候都存在的功能之一，我们甚至都不会去刻意思索或根本意识不到这种功能的存在。但是，如果没有这种功能，我们几乎做不了任何事。所有的活动，所有的技能，事实上我们之所以能生存，完全依赖于这种功能，也可以称为本能。

> 孩子们能注意到他们看到的、听到的、尝到的、闻到的以及他们运动时身体各种不同的感觉的能力，是大脑创造新的神经连接和通路的核心能力。

孩子们能注意到他们看到的、听到的、尝到的、闻到的以及他们运动时身体各种不同的感觉的能力，是大脑创造新的神经连接和通路的核心能力。这是大脑的信息库。所有未来模式的建立都来自感知到不同的能力，比如学会抓住一个玩具，学会说妈妈，学会走路，对一个特殊的词语或名字做出反应，或者当爸爸走进屋时表现得非常开心，所有的这一切都是如此。当我们真正认识到这个能力无比重要时，我们就打开了新的帮助特殊儿童康复的大门。

一个物体，两个物体：我们开启了帮助的旅程

毫无例外的，我们需要帮助特殊儿童的大脑去识别差异，至少是在与他们功能限制相关的方面。那么在现实生活中该如何操作呢？我讲讲我曾经治疗过的一个名叫凯西的小女孩的故事，她的故事可以很好地展示和帮助我们理解当我们的大脑想发展和学习一个特殊的动作、技能或活动时，大脑需要哪些信息；同时我们通过她的故事也能了解到我们如何为特殊儿童提供这样的帮助机会。

我第一次看到凯西是在她3岁的时候。她刚出生时有脑损伤，从而导致了她有严重的脑瘫。她的胳膊、双腿及腹部的肌肉都极度紧张（痉挛），她几乎自己不能做任何的动作。每次她尝试着运动，她的整个身体会变得更加紧张。当她父母将她放在我的桌子（一个宽的、带垫子的非常稳定的像按摩桌一样的桌子）上坐着时，她的背部向后拱得非常圆，她的胳膊紧张地收缩在身体两侧。她非常困难地努力保持自己的姿势不让自己摔倒。很明显她在这个位置上很害怕，她双腿笔直地伸在身前，并且紧张地挤在一起。

我在她身上应用了几个月的"九大要素"（在下一章详细介

绍）之后，她改善得非常明显。她的胳膊和背部发展出了更多的活动性和控制性。她可以比以前舒服地坐在那里并且拥有更好的平衡性，坐着也不会害怕了。她的言语功能和思考能力也取得了进步，并且不再像以前那样一直不停地重复三四句话，而是形成了自己独立的想法，同时学着更加清楚地与别人交流和表达她自己的愿望。

但是有一件事看上去似乎不受我或凯西的控制，不管我们做什么，这件事都从未改变——那就是凯西的双腿一直紧张得挤在一起，即使是在她不活动的时候，似乎两条腿也被一根无形的绳子捆在了一起。当我轻轻地、慢慢地移动她的双腿时，可以将它们自由地相互分开。但是，当凯西尝试着自己动的时候，或者用任何其他方法移动她的双腿时，双腿就瞬间变得非常紧张。我一直在思考：为什么她身体的其他部位可以学会新的方法到处自由地活动，而唯独她的双腿不可以呢？

有一天我突然意识到：凯西根本不知道她有两条腿。她从来没有感受过它们分开来活动，因为她的两条腿一直是一起活动的，就像是一条腿一样。她从来没有察觉过她左腿和右腿的差异。如果差异未被感知到，就意味着差异不存在（译者按：虽然左右腿有差异，但是大脑感知不到这些差异，此时对于大脑来说这个差异就是不存在的）。在她的体验中，在她的脑子里，她只有一条腿，而不是两条。在她的概念中没有"第一个物体"和"第二个物体"，而是"只有一个物体"。很明显，每个人看到凯西都可以看到她有两条腿：一条左腿和一条右腿，但是她的大脑却不知道这些。

如果差异未被感知到，就意味着差异不存在。

近来，莫山尼奇教授及其同事在大鼠的后腿上实施了一个类似脑瘫症状的试验。他们在大鼠出生时，将它们的两只后腿绑在一起，因此它们从出生开始两只后腿就一直像一只腿一样活动。过了一阵子，去掉绑住大鼠后腿的东西，大鼠仍旧像以前一样一起活动两只后腿，看上去它们似乎只有一只后腿，就像凯西一样。它们的大脑将两只后腿构想成一只了。

我对凯西大脑将她的两条腿构想成一条腿的发现是一个非常重要的突破，这件事极大地影响了我后来的工作。我似乎打开了一个崭新的广袤的世界，这里充满着帮助特殊儿童开发出他们大脑惊人的可塑性和能力的新的可能性。我通过帮助他们感知到那些他们之前没能感受到的差异，从而重塑和改变他们自己。

让我们玩起来：凯西发现了"一"和"二"

当我意识到凯西的大脑将她的两条腿认为是一条的时候，很明显她需要感受和意识到她有两条腿。但是我们怎么让她感受和意识到呢？我曾经很多次地把她的双腿分开活动，但是都没有效果。所有的这些训练和感觉继续被她那构想成"一条腿"的大脑理解着。我认为一定是要凯西自己去注意到她有两条腿，而不是我或者她父母帮她去注意到。为了使她能有这种体验，我需要想出办法将她的兴趣和注意力集中起来，去体会两条腿的感觉。

和其他孩子一样，凯西喜欢玩游戏。我拿出可以擦洗的无毒记号笔，把凯西放在坐着的位置，让她的背部靠着我的胸。然后我轻轻地把她的右腿抬起来，让她能看到自己的膝盖。我轻轻地敲着她的右膝，当她注视着这个方向时，我问她想不想我在她的膝盖上画个图画，她说可以。我紧接着问她希望我画一只小猫还是一条小狗（这主要是我绘画水平有限），想了一会儿后，凯西说画小狗。我继续问她喜欢棕色的还是红色的小狗，她选择了红色。这所有的问题都需要大脑察觉到差异——这正是"一"和"二"所需要的。我画好了一个红色的小狗图案。我画的时候动作非常非常慢，每画一个部分都跟她解释："这是小狗的鼻子，这是耳朵，还有另外一只耳朵"等等。

凯西听着我的声音，看着我画画，整个人仿佛钉在了那里，体验着笔在她皮肤上的感受。当我画完后，我帮助她移动她的右腿，将画在膝盖上的小狗给她妈妈看，她妈妈一直在房间里陪着我们；然后又给我看，给她自己看；然后放下她的右腿，慢慢地抬起了她的左腿。

我假装很惊讶又失望样子，开玩笑地说道："这边膝盖上还没有小狗或者小猫呢！"就在那一瞬间，可以说凯西第一次意识到她还有另外一条腿，她有两条腿，而不是一条。我问她在这条腿上是画小狗还是小猫，这次她选择了小猫。我再次缓慢地画了一只猫在她的左膝盖上。

现在，有两个不同的图画在她的两条腿上，就这样打开了凯西的大脑建立新联接可能性的广阔世界的大门，她开始将一条腿的概念转化为两条分开的腿。她想把小狗给谁看，把小猫给谁看？当她的双膝紧张地靠在一起时，是她想让小狗和小猫紧紧地贴在一起吗？当我帮助她把两条腿分开的时候，她自己想让两条腿分开吗？应该分开多远的距离呢？就一点点？还是更多？还是越远越好？小狗贴着她的手，然后小猫贴着她妈妈的手，反复不断地这样。

很快，凯西在她人生中第一次区别开了两条腿，然后可以自己独立地有目的地移动其中任意一条画小狗的腿或者画小猫的腿。在她生命中第一次意识到她有两条腿。虽然这些动作还有些僵硬和笨重，关节的活动还是不充分，但是，这确实是她自己的动作，她自己形成的动作！

凯西大脑在做的事情

通过我们欢乐的小游戏，凯西的大脑开始接受、整合和区分差异，组织出越来越精细的区分差异的感觉。随着这些变化的出现，她腿部的痉挛开始逐渐降低，同时她身体控制运动的能力逐渐改善了。

我们的工作和治疗最重要的一点就是为凯西的大脑提供可以感受和区分差异的机会："一"和"二"——一条腿和另外一条腿——两个身体的不同部分，这产生了更好的运动和控制。需要特别注意的是，我们没有训练她的腿，我们不是尝试着让她去做正常她这个年龄段或者发育阶段应该做的那些动作。我没有尝试让她站或走。相反地，我们的精力集中在她大脑处理信息的能力上，通过帮助她感知到她之前没有感知到的不同，从而使她的大脑可以意识到这一点，然后组织起相关的运动。这次真的是她的大脑在工作，而不是她的腿在工作。

随后的时间里，凯西一直在进步。我最后一次见她时，她已经开始学着自己站起来，慢慢地向侧方移动，一步接一步，扶着家具走路。她的思路很清晰，而且越来越好。在她5岁的时候，大家都觉得她是一个非常阳光的女孩，她也确实是这样，这一切都是所有人在她 3 岁的时候不敢想象的。

制作小鸭子

当我们身体一切器官的功能都完备时，大脑感知到的每一个差异，都是它自身的信息库，大脑利用对这些信息进行非凡地加工处理，进行内部和身体重新组织，对周围的环境做出反应。大脑感知到差异后，通过使用这些信息创造出新的脑细胞之间的连接，我们把大脑的这个能力叫作"分化"。通过"分化"，孩子的大脑生长和改变，创造出复杂的交互影响模式和构造，这些可以让他们获得有意识的、连贯的、精准的以及有效的运动能力。

通过不断增长的"分化"来获得运动能力

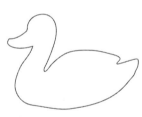

想要的"形状"——运动

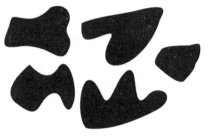

受限的分化——脑中几片大块的
"碎片"

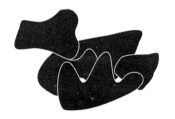

在脑中只有几片大块的"碎
片"，无法形成"形状"——
运动

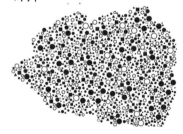

更多的分化——大脑中很多小的
"碎片"

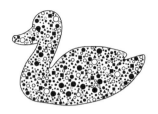

大脑中有很多小的"碎片"，才能成功地形
成"形状"——运动

在我的讲座中，我经常在白板上画一个鸭子的轮廓来讨论"分化"。接着我画四五片大的、粗略的、不规则的形状，请大家幻想着把这些图片放在一起，就像是拼图那样，在脑海中尝试着将它们拼起来与鸭子的轮廓对应。显然，用四五片不规则的碎片在脑海中创造出一幅类似于鸭子的图像几乎不太可能。

接下来我画了很多非常小的形状在白板上：圆形、方块、三角形、不规则形状以及小点。我指着所有的这些形状，让学生们幻想有足够多的这些小碎片，脑海中用这些小碎片去创造一个鸭子的图像。这次，肯定是非常容易就能做到的。用这些小碎片，你可以精确地幻想出一只鸭子的图像，或者构想出你喜欢的任何图像。

我的这个演示，是帮助我们理解大脑通过分化和整合，发展出更加精确的和有控制的运动技巧的过程。如果大脑有足够多的小碎片的形状，我们才可以"画"出我们想要做的运动。任何我们想产生思考或想理解别人对我们说的内容的过程也是这样的。记住，我们想做的任何运动——身体上的、意识上的、情感上的——都是由大脑组织完成的。大体上，我们想做的任何事情都由我们大脑创造出的模式来控制其顺序。而这些确实来自那些陈列在大脑里大量的不同的碎片，而这些储存在大脑里的碎片信息则是由感知各种差异而形成的。

再回到之前凯西的故事，当她第一次意识到她有两条腿的时候：能将只有"一"区分开来变成"一"和"二"。我们想出了各种与凯西玩膝盖上画狗和猫的游戏，让她的大脑创造机会去搜集各种形状、各种点以及很多的小碎片，这样她的大脑就开始区别她两条腿的各种动作，然后她的大脑获得了大量的信息，于是才开始创造自由地去拼放这些分离的碎片的机会。现在她有了数以百万计的小碎片来构想她两条腿的运动，不仅能够察觉自己的腿不是"一"而是"二"，而且还能获得大脑所需要的如何更容易地和更好地控制腿的动作，使得运动更加流畅和精准的所有信息。

非常重要的是，在未来学习其他更多动作时，凯西的大脑中形成的所有的这些"点"和"图形"，就可以被用于区别更多其他的动作和创造出更多模式来学习和形成新的动作。随着大脑分化越来越多，使得大量的"点"和"形状"几乎可以用来做任何她身体想做的事情。

注意力从模糊到清晰

那么，你有可能在思考了：我可以看到这些点和形状的方法用于治疗像凯西一样的身体运动功能方面的限制，但是是否可以用于行为、情绪、感觉和智力方面呢？比如我的孩子对叫他的名字没反应。或者当我的孩子十岁了还不会阅读，虽然我花了大量的时间教他，尝试了各种方法，这种情况下我怎么使用这些有用的信息呢？又或者我的孩子非常容易烦躁，只要房间里的人数超过三个，他就会大叫，这种情况我该怎么做呢？

> 我们的大脑从来都是将我们的精神和身体当作一个
> 整体来控制的（译者按：身心合一），不会将一个从外
> 一个之中分离开来。

当你的孩子被诊断为存在自闭症谱系障碍、广泛性发育障碍，或者有感觉统合失调，那么你就会非常熟悉以上所说的症状。如果你曾经注意到孩子情感和认知上的挑战，你就很有可能同时注意到他们身体和运动上的挑战。因为我们的大脑从来都是将我们的精神和身体当作一个整体来控制的（译者按：身心合一），不会将一个从另外一个之中分离开来。

正如理解孩子的功能限制与大脑之间的联系那样富有挑战性一样，要搞清楚当孩子在思考、感受、情绪和行为等方面存在问题时，他们的大脑到底需要什么也是非常困难的。好消息是发展出所有这些能力的过程，包括思考、情绪和社会行为，与我们之前讲到的感知差异和分化的过程是非常类似的。

我可以用另外一个名叫朱利安的小男孩的故事来展示感知差异和分化在帮助那些被诊断为有认知、情绪和社会行为的孩子中的重要作用。我第一次遇到朱利安时他只有3岁，他被诊断为自闭症。我清楚地记得我第一次和他一起在我办公室走廊里行走时的情形。一开始，我就注意到他的身体症状——他走路时无精打采以及他的脚在地上有点拖的样子。

开始的时候，朱利安似乎并不反感我的存在，所以我开始问他一些简单的问题。他回答得也很容易，但是他的发音很不清楚，

话语很难理解。他流口水流得很厉害，而且语序颠三倒四。他说的每句话都不完整，似乎他无法完成的思绪总是吊在半空中。他妈妈告诉我他的精细运动协调性也有问题。

当我们在办公室的时候，我注意到朱利安捡起一个玩具，然后，似乎他会忘记他正在拿着那个玩具，玩具会从他手里掉在地上。玩具从他手里滑下的轨迹和他对此毫无反应让我想到了他是如何开始形成思考的，然后他的这些思绪又是如何突然化为乌有的。我的印象是朱利安就像给自己的大脑入口处加了一片雾蒙蒙的玻璃，所以所有出现在大脑中的东西对他来说都变得模糊、混沌、混淆不清。他不能感知到他自己和周围的一切的差异。

有了这个想法，我让朱利安爬在我的治疗桌上。我把我的左手放在他的右肩下面，轻轻地将他的右肩抬起，一开始只有30厘米左右。事实上，他的肩膀只能活动一点点。当我把他的右肩抬起时，我能看到他的背和肩部像一个整体一样僵硬地一起在动。当我抬起他左肩的时候也是这样的。这种感觉更像是抬起了一根木头，而不是由灵活的关节、软组织和富有弹性的肌肉组成的人的肢体。

当我检查完他下肢、骨盆和头部的运动后，我开始清楚地意识到，朱利安的大脑，不知是因为什么原因，无法区分他身体的不同部位，使他无法获得足够的精细度、力量、敏感度和控制力。同样，他也无法区分他周围的声音和景象，或者无法形成言语和想法的初步感觉。很明显，他的大脑感知差异的能力不好，大脑中没有足够的"点"和"形状"。所以我决定开始的治疗就是尽可能地为朱利安提供更多的区别差异的机会，从他身体的动作开始，并且在任何合适的时候，对这些正在进行的动作的各个部分，用不同的词语描述给他听。

尽管朱利安已经 3 岁了，他手指与手的其他部位的分离动作更像是一个月的婴儿的样子。婴儿是无法感知到自己有 5 个分离的手指的，所以动起来是整个拳头在动。朱利安也是只能感知到他的手像我们之前提到的"一"，当他攥着一个玩具的时候，他只是本能地像握拳一样的动作，这就是为什么他会有控制的障碍的原因。

朱利安的模糊——他感知差异能力的不足和缺乏分化不仅表现在他的手上，他走路的情况（拖着脚）、流口水、口齿不清的言语能力以及他想表达自己时混乱的思维，都体现出这一点。事实上，他整个人都缺乏分化，在身体和思维方面任何部分都可以看到类似的证据。

通过不同的动作，我帮助朱利安感知，他头部的动作就像"一"，他肩部和背部的动作就像"二"。接着他的肩部动作作为"一"，他的背部动作作为"二"；很神奇的是，他很快就学会更好地完成背部的动作了。他可以用更大的力气拱起背，也能更加灵活、精确和轻松地从一侧旋转到另外一侧。

我继续这一系列的训练。我举起他的一条胳膊，托住前臂，把它指向天花板。接着我柔和地玩耍般地摇动这条胳膊，使他的手腕前后摆动着。几秒钟之后我停下来。朱利安用期盼的眼神望着他的手，等着我继续摇动，说："再来！"他已经意识到了他的手停止摇动了——他感受到了差异。我继续摇然后又停下。过了一两秒他又要求摇，我又继续。

现在朱利安的注意力是可以感知的了。他不再像第一次到我这里来那样似乎是另外一个世界的人。他现在和我在这里，此时此刻完完全全地注意着他自己和自己的动作经历。

在这样重复了几次以后，我开始问朱利安，想让我摇他的哪条胳膊，然后照着他的意图去做。朱利安迅速地开始注意到他的胳膊和手腕的新动作。在训练了让他自己选择摇哪条胳膊之后，接下来我强化了他刚学到的这个感知差异的能力，让他自己唤醒自己的意识。用这种方法，我又在接下来的 20 分钟里继续实施各种不同的动作，直到完成了那天的治疗。

第二天他妈妈说朱利安流口水少了很多，而且他开始试着玩一个之前他总是回避的游戏了。因为对于以前的他来说，这个游戏对手部的协调性和智力都有着较高的挑战。他现在可以玩得很轻松很好了。所有的这些证据都表明，他的大脑在感知差异、分化和组织自身活动的能力方面取得了明显的进步。

在那以后的每一天，我继续为朱利安创造新的方法去感受自己和感知新的更精细的差异。在第四天，让我非常惊讶，朱利安看着我，然后对我说他爸爸今天在他的办公室工作。他的发音清楚了很多，关键是他完成了整个句子。我问他："爸爸工作的时候，你曾经在他的办公室里玩耍过吗？"他最初的回答很混乱，我没法弄清楚他说的是什么。很明显，朱利安在努力思考，但是在那一刻他没有把它转化成连贯的思维。因此，我又再次用不同的表达语序问了那个问题。这次他的回答清楚了很多，而且更复杂。他试图解释给我听，他爸爸在家里有一间办公室，另外一个办公室不在家里，他曾经在他爸爸家里的办公室玩过，不过没有去过那个不在家里的办公室。

我心中按捺不住的欣喜，朱利安可以表达出他爸爸的两个办公室间的明确的差异了，这的确是一个非常大的进步。这说明朱利安的大脑开始感知到"一"和"二"，因此可以从无序中创造出有序。回到我们画鸭子的例子，朱利安的大脑分化的碎片越来越多，发展出了大量的小碎片，他的大脑可以迅速地获得信息，从而成功地组成他的动作、言语和思维。

> 这说明朱利安的大脑开始感知到"一"和"二"，因此可以从无序中创造出有序。

观念转变

正如我们第二章谈到的，当我们想去帮助一个特殊儿童时，我们最初的冲动总是想如何帮助她做到她现在不能做的事情。比如针对一条痉挛的胳膊时，我们就是尝试着让它动；或者反复地和一个孩子进行眼神交流，让他对我们说的话有反应。大多数的孩子会尽他们最大的努力去完成我们教他们做的事情，我们也往往看到他们会有某种程度的进展。

我们当然不想忽视孩子。但是，在我工作生涯中一次次的经验证明，我看到孩子不是学会了我们想要教他们学的东西，而是学到了因为他们的功能限制而带来的失败的经验——就是他们不能做的，或者很难做到的那些事。这些经验会"深入人心"，造成了孩子们现有的功能限制；而他们的大脑在形成新的动作时伴随着的是这些失败的经验的信息，使得这些功能限制更加根深蒂固。我们总是学习我们经历的事情——也就是那些真正发生在我们身上的事情，这和我们从经验中去学习完全是两个概念。

> 我们总是学习我们经历的事情——也就是那些真正发生在我们身上的事情，这和我们从经验中去学习完全是两个概念。

更为有用的方法是，我们帮助孩子的大脑通过感知差异和分化的过程，使他们的大脑创造出数以百万计的"一"和"二"，就像健康的儿童拥有丰富的信息一样，这才是大脑用来创造新的、更加完善的、更加组织良好的运动反射回路所需要的。

从注重那些摆在我们面前的（一条无法很好运动的胳膊，一个理解别人言语有困难的孩子，或者一个不会翻身、坐或者行走的孩子），转变到努力帮助大脑本身创造解决问题的办法，这样的观念转变经常被人们忽视和忘却。我们自己在这方面的观念转变是极其重要的——这就是我们要一直想着为了学习这些运动，孩子的大脑到底需要什么可以用来形成新的模式和技能。必须是孩子自己的大脑找出办法，而我们没法替他们的大脑去这样做。

当孩子面临着要学习翻身或坐起这些能力时，或者做任何他们生活中要学的动作时，都是通过大脑广泛的分化和反复地与身体运动相整合的过程。大脑中不计其数的"一"和"二"的信息才能形成数以百万计的大脑连接（叫作突触）。大脑正是通过复杂地、动态地、反射性地以及不间断地进化的模式组织聚集起这些连接，才最终使我们的孩子可以坐起、站立、走路，等等。

孩子是不会事先计划或者知道她将要会坐了、会翻身了、会走了或者要第一次叫妈妈了。相反地，是这些事第一次出现时孩子发现自己在做这些事。从孩子的优势角度来看，能完成这些里程碑动作对她自己来说是很惊讶的，常常是出乎意料的。而我们的工作就是帮助去唤醒孩子的大脑，支持他们的大脑创造、组织、发现的这个过程。在这本书中你将学习到如何使用"九大要素"来给予孩子支持。"九大要素"的每一项都可以很轻松地融入任何活动或你与孩子的互动中。这是非常可行的，你将开始立即见证改变。

> 而我们的工作就是帮助去唤醒孩子的大脑，支持他们的大脑创造、组织、发现的这个过程。

你可以在任何你可能在家给孩子进行的训练和治疗中使用"九大要素"。你会发现你的孩子学习和进步得更快、更轻松，同时，更快乐！

第二部分　九大要素

4　要素一：集中注意力的运动

运动就是生命，没有运动的生命是绝对不可能的。

——摩西·费登奎斯

直到一些东西动起来，才产生了万物。

——埃尔伯特·爱因斯坦

前面我们讨论了生命中任何的活动，所有我们做的事情，思考、感觉和学习等都是一种形式的运动。即便如此，所有的运动仍然分为两种形式：一种是不用注意力控制的、自发的或是机械的运动，另外一种是我们集中注意力的运动。搞清楚这两种运动之间的不同之处，是帮助你的孩子超越他们自身特殊的情况和限制的关键所在。这两种运动形式——集中注意力的运动和自发的运动——都非常重要。自发的、重复的运动可以让我们可靠地进行日常的各种不同的活动，比如走路、说话、做饭、开车和常规的交流等。但是，当我们想要或者需要学习一项新的技能或提高和改善一项已有的技能时，单单使用这种无注意力的自发的或机械的运动是无法实现的。研究表明，这种不集中注意力的运动很少或者几乎不产生大脑内部新的连接。这类运动的作用是不断加强或加深大脑中现存的模式，包括那些我们想改变的模式。相反地，当我们集中注意力去运动的时候，大脑将以难以置信的速率创造出新的连接和可能性。此时一个儿童的大脑大概每秒会产生 180 万个新的连接！当你明白这个道理的时候，你就可以改变孩子和你的人生！

> **研究表明，这种不集中注意力的运动很少或者几乎不产生大脑内部新的连接。**

孩子在自我运动时的注意力——身体方面的情绪或是意识方面的活动，就像是打开新的学习和发展之门的关键钥匙，可以极大地提高孩子大脑形成新的神经连接的能力，常常以接近奇迹的方式转化成孩子可以做的事情。这个注意力的因素——特别是我们运动时感受运动的注意力，并不是特殊儿童独有的。从我们出生的那一刻起，到我们活着的最后一秒，它都是我们所有人学习和改善能力的工具。

当你的孩子在刚刚开始探索自己与这个世界周围的一切的时候，如果你仔细观察你孩子的运动，你就会注意到他们是多么地投入和聚精会神。在这个时候，我们可以看到这种集中注意力运动的现象如何展现在我们眼前。比如，一个两个月大的婴儿躺在他的婴儿车里无比入迷地注视着他自己的双手在空中活动。

或者再比如，一个 12 个月大的幼儿看到不远处的沙发上有一个他非常感兴趣的玩具，他会马上爬过去，拉着沙发站起来，并紧紧地撑住沙发的边缘，用他的右手够着去抓那个玩具。玩具离他太远了，他踮起小脚都够不到。接着他会弯起他的右膝盖，把腿抬上沙发努力地尝试爬上沙发。但是由于他抬得不够高，他的膝盖只能卡在沙发前面。这时，他的注意力从玩具转到他自己，转到了他的腿。为了爬上沙发拿到玩具，他无法再依靠他已经有的自发性的活动。他再次尝试，这次他做了不同的动作。他从侧面抬高腿，然后尝试把腿放到沙发上，但仍然失败了。他把腿放下来，注意力全部锁定在自己身上。他花了几秒钟来消化他刚刚的经历，然后再次抬起腿，弯起右膝，从侧面抬起腿让他感觉不舒服，这次他背部拱得比以前更多。这个动作使他把骨盆抬得更高，腿也感觉更轻、更容易抬起，他现在把腿抬得更高了。他感觉到他的膝盖超过了沙发的边缘，放在沙发上面了。一旦他感受到了这个，他就把那个膝盖用力往下压，然后同时用肘关节和胳膊一撑，成功地爬到沙发上面。然后，他的注意力开始再次回到玩具身上，这次他可以抓到玩具了。

在这个孩子已经知道他现有的能力起不到作用的时候（在上面例子中就是他无法够到玩具的时候），孩子就必须将注意力放在他的动作和他的感觉上，只有这时他的大脑才能获得他所需要的信息，来想出如何爬上沙发的办法。我们无法预知孩子的大脑在这个过程中使用了哪些信息，但是我们知道这个过程是非常重要的。或许，大脑从解决如何把膝盖抬到沙发上获得的这些信息，在将来会用到单腿站立平衡、上楼梯、跳跃、滑冰或者解决其他运动问题上。或者他的大脑会使用他在这次早期的经历中获得的信息，从而发展出弹钢琴、拉大提琴或演奏其他乐器的精细动作。

这里要重点强调的是，对于一个治疗师或老师来说，我们不是说要让你的孩子把注意力放在你身上，而是你要想办法帮助你的孩子，使他们在自己运动或者你帮他运动时，能把他们的注意力放到他们对正在经历的运动感受和感觉上——我们把这个过程称为专注化。

只有用这样的办法将你孩子的注意力放在他们的运动和活动中，才能为他们的大脑打开学习和转化的可能性大门。这就是为什么区别自发的、机械的运动和有注意力的运动之间的巨大不同是如此重要。举个例子，对于一个手部抓握东西有困难的孩子，我们常规的做法可能会把他放在地上，旁边放一个玩具卡车，我们拿起他的手，把他的手放在玩具卡车上，然后通过我们移动卡车，来机械化地移动他的手。此时，我们想的是如果我们做这个动作足够多、反复做，他就会学会自己抓着卡车移动。但通常这个训练很难起到作用。如果这个孩子刚好已经接近能自己抓着卡车移动了，那你的这种帮助可能会让他学会自己去拿。即使这样，如果他自己不主动参与，没有把注意力集中到他在进行活动时他自身感觉的改变上的话，如果他没有调整自己来应对他自己的感觉的话，就像那个孩子爬上沙发，他的大脑将几乎不会发生什么改变。只有孩子可以将自己的注意力集中到自己的运动上，和感受他自己的感觉的时候，有意义的改变才会立即出现。

> 只有用这样的办法将你孩子的注意力放在他们的运动和活动中，才能为他们的大脑打开学习和转化的可能性大门。

那些特殊儿童常常很困难或者没有能力将注意力集中在他们自己身上，或者有时候他的功能障碍影响了他的运动或需要集中注意力的运动。我在治疗了几千个特殊儿童以及与他们的家长相处之后，意识到我们不仅有必要帮助孩子发展他们将注意力集中到他们自己身上，或者集中到他们运动时的感觉上的能力，而且无一例外的，他们具有发展这个能力的可能性。这是你需要了解的第一要领——集中注意力的运动——是怎么来的。这个知识，还有这章中介绍的它的应用将为你可以帮助你的孩子提供巨大的帮助。

注意！你的孩子正在学习

家长们常常每天花几个小时让自己的孩子做重复的训练，试图帮助他们提高现在所缺乏的运动和技能，这种奉献和付出的精神是很令人感动和鼓舞的。但是，如果几个月的辛苦付出之后，孩子的疗效非常有限，这样的付出就显得徒劳。多年来，我已经意识到是什么让你的孩子无法取得进步。当孩子进行机械的、重复性的训练时，这些训练在他们大脑中起到的作用就是加深他们正在进行的练习，也就是他们身体真正所体验到的。孩子学习到的就是正发生在他们身上的事情，而不是那些我们想让他学习的功能和康复目标。此时，他们大脑中将要形成新的模式，会将他们身上所有的在训练时的体验全部纳入，不管是身体方面的还是认知方面的，甚至包括那些他们此时无法完成的动作或掌握地并不太好的技能。这就是我所说的：学习到的失败的模式。在这个过程中很容易忽略的是孩子对于成功或失败的感受。试想，一个自己不能站立的脑瘫儿童，每次他在辅助下站立时，他的膝盖弯曲着，双腿交叉着，下肢的肌肉紧张地收缩或痉挛着；如果这样的经验不断地在他学习如何站立时重复进行，那么每次即使他脑子里想到如何站立，他的大脑中的站立模式就是他身体平时反复体验到的模式，这样他学到的更多的是如何不好地站立，而不是如何更好地站立。

> 此时，他们大脑中将要形成新的模式，会将他们身上所有的在训练时的体验全部纳入，不管是身体方面的还是认知方面的，甚至包括那些他们此时无法完成的动作或掌握地并不太好的技能。

通过注意力集中的运动，孩子从他自己的运动过程中充分地吸收了运动的感受和感觉，他的大脑通过形成数以百万计的新连接，创造出机会去建立新的解决方法和发现更好的途径来完成他正在学习的动作。因此，不应该让他用错误的模式硬是尝试着自己站在那里，而是应该将他放在一个他感觉舒服的位置，在这个位置他能感受到自己身体的感觉。这个位置可能是坐在轮椅里，或者是躺在那里。接着把我们训练的点集中在需要完成站立所有因素的一个点上，比如，当他舒服地躺在那儿时，慢慢地抬起并屈曲他的一条腿，将脚底轻轻固定在地面上，然后让他感觉他似乎要使用足底的支撑站起来。接着慢慢地帮助他左右轻轻地摇摆自己的脚，这时让他将自己对感觉的体验集中在自己的脚底。如果连做这个动作都觉得困难，可以改变策略尝试以下方法：让他的双腿伸直，拿一本书去贴住他的足底，缓慢地增加压力和减少压力，并让孩子告诉你两种压力变化动作的区别。接着，让他足底轻轻地用一点点力气去蹬那本书，让他自己用力蹬一次，然后放松一次。这时你就有可能发现他下肢肌肉的痉挛或强直会减少，这会使他自己体验到更容易移动和控制自己的腿。

　　这里有两个例子教你如何帮助你的孩子将注意力集中并感受他自己的运动（在这章结束的时候，你会发现更多例子）。

　　想象一下，集中注意力的运动可以真正激发大脑的活动，同时也是一个不可思议的、高水平的、复杂的、有次序的激发过程。此时，大脑形成的信息质量非常高，就如同将那些杂乱的、零碎的小碎片和形状（我们在第三章提到的）重新组织为有次序的图形。就在这时，你孩子的大脑将拥有无数的可能性，通过不断增长的分化过程，你几乎就可以看到他开始变得越来越好了。这个变化经常让你感到吃惊，因为我们无法预先估计孩子已经自己学习到了这个能力。你也看到了，不是只有一种方法——常常是有非常多的方法——去做同一件事情。同时，在之前讲的小男孩和沙发的例子中，我们的大脑通过一个运动训练创造的连接可以无限地被使用于创造其他的技能。

"这孩子充满了变化"

　　当我第一次看到瑞安和他的双胞胎哥哥布兰登时，是他们马上要 2 岁的时候。瑞安已经被诊断为自闭症谱系障碍，布兰登是发育正常的。当我第一次看到瑞安的时候，我就发现他和其他人没有眼神交流。当时，布兰登在房间里玩玩具，而瑞安只是坐在爸爸的怀里，背部拱着紧贴着他爸爸，头部不停地向后仰着撞着爸爸的胸脯。他呻吟并哭泣，反复做着上面的动作。

我了解到，瑞安不仅不会和别人进行眼神交流，同时他也不会说话，不会和别人发生联系，甚至对自己的名字都没有反应。他吃饭有困难，常常拒绝吃大部分食物。当其他人围着他的时候，他常常把自己藏在家具下面。瑞安第一次到我办公室来的时候，他甚至想爬到一个矮凳底下，那个矮凳非常小，底下根本藏不下他，这也说明他对自己身体的大小没有感觉和认知。他身体很弱，肌张力很低。他总是很被动，以至于他哥哥可以抢走他的玩具，并把他推倒在地上，压在身下。

在他父母与我的交谈时，我了解到这对双胞胎是早产儿，并且出生时还有一些其他并发症。瑞安不停地将背拱起来，将头后仰着，他爸爸紧紧地抱着他，尽量不让他掉到地上。在我看来，瑞安这种在爸爸怀里乱动的行为是无意识的，不是他自己主动控制的，尽管看上去他并不想从他爸爸的怀里挣脱出来。他父母在与我交谈时非常平静，很明显他们已经彻底被瑞安的情况击溃了，他们做了他们所能做到的一切去帮助他，然而一切看上去都没有起到任何作用。

我把注意力转向瑞安，他继续不停地在爸爸怀里乱动。我静静地观察他的一举一动，思考着他的情况。当我这样看着他时，我感觉瑞安根本不知道他在乱动。即使是他动的时候运动着自己的骨盆、头和背部，但是他似乎并没有真正感受到他的这些部位在动。他甚至可能对自己的背部和骨盆根本没有意识，看上去，瑞安根本不知道他自己的存在。

此时此刻，我的注意力集中在改变或控制瑞安的行为上，就像大多数人一样，我强烈地希望停止他这种困扰性的行为。但是，我知道这几乎没有什么好处。相反地，我更加近距离地观察着瑞安，思考着如何能安全地、舒服地、最好地帮助他开始注意和体验他自己和他的运动，这样他才能真正找到他自己。

每次瑞安弓着背的时候，他都会将骨盆向前倾，将头向后仰着，再将自己的骨盆向后倾，然后停下来。为了帮助他能注意到自己的动作，我轻轻地把我的双手放在他的骨盆两侧，然后跟着他的骨盆一起运动。每次他的骨盆向后倾的时候，我也顺着他的力轻轻地推他的骨盆，让他贴住他爸爸。我的动作开始时很轻，慢慢地我增加了力气，使他的背能重重压到爸爸的身体，这样可以加重他背部传递到大脑的感觉，让瑞安更容易感受得到他自己的活动。虽然他还是在不停地乱动，但动的节奏和幅度开始慢慢降低了，这表明他开始感受到自己的运动并开始发生了改变。

接下来，我非常轻地握住他的左脚和左腿，慢慢地将它们向相反的方向活动，来感觉他的下肢运动。一开始，他的腿很僵硬和紧张。过了一两分钟，瑞安完全停下了乱动，并且低下头看着自己的脚，就像他出生后第一次感受和看到他的脚一样。我从他脸上的表情看得出，这真的可能是他第一次意识到他还有一个我们叫作脚的东西在自己身上。这进一步说明了他开始把自己的注意力集中在自己的身体和活动上了。他的这种认知仅仅持续了几秒钟，接着他又开始恢复了自己的乱动。然后我开始对他的右脚和右腿做同样的动作，他也再一次停下来，变得一动不动，然后盯着自己的右腿。他这次用了更长的时间注视着自己的右腿，当我在动他右腿的时候，他开始对此表现出很大的兴趣。此时，我们两个的注意力都非常集中，我和他，他对他自己以及他自己腿的运动。突然，房间里突然变得很安静，他爸爸强忍着自己的泪水，因为他人生中第一次看到，他的儿子开始发生了变化。

现在，瑞安可以全身心地注意到他自己腿部的动作，他的大脑发生了非常快的变化。我在想，可能这时词语开始对他有意义了。于是我决定加入词语到他注意的地方。"哦，这是你的脚！"我故意提高音调说，感觉听上去我是第一次发现他的脚一样。我继续说："现在你的脚移到这边，哦，现在又把它移到那边"我一边说，一边把他的脚向左和向右偏一点。突然间，他的眼睛开始直直地看着我，似乎是第一次发现了我的存在。他长时间地保持着这样的方式与我的交流，他的眼睛开始变大，目光变得锐利起来，注视着我，似乎是他的意识一下子闪现了出来。他的神情开始变得放松、平静，接着他的眼睛和脸上突然出现了一个无比美妙的、天使般的微笑。在接下来的治疗过程中，他再也没有乱动过。

> 现在，瑞安可以全身心地注意到他自己腿部的动作，他的大脑发生了非常快的变化。

在第一次治疗过后，他的父母告诉我们，瑞安开始对他的名字有反应了，也安静了很多，眼神的交流也更好了，开始说一两个词语，甚至吃东西也好多了。

接下来的两个月，瑞安定期来我的治疗中心，由其他的治疗师进行了治疗。所有的治疗师都会使用"九大要素"，并且采用ABM 技术。瑞安不断地取得进步，早期的那些异常症状要么彻底消失了，要么大幅度减少了。他变得对自己有意识，再也不往家具底下钻了，运动的时候也是很明显地有了意识和控制。他开始变得强壮，肌张力也开始变得正常。在与哥哥的互动中，哥哥推他的时候，他也开始推哥哥，并不再让哥哥抢走玩具。

在两个月的治疗即将结束的时候，我再次见到了瑞安的父母，评估瑞安的治疗情况。他妈妈对儿子的变化非常开心，她对我说："瑞安现在会和其他孩子一起玩，并有很多的眼神交流，吃得也好了，话非常多，开始用越来越多的词语。当我们跟他说话时，他开始表现出很大的兴趣，而且能理解我们的话了。"她停顿了一下，脸上露出了满意的微笑："他是个充满变化的孩子，他真的很好！"

这样是否已经足够

在这次治疗之后，我们有几个月没有看到瑞安。后来他妈妈又把他抱来了，因为瑞安吃饭和眼神交流都没有之前好了，他退步了一些。但这之后仅仅经过两次训练，瑞安就又重新获得了之前的能力。他确实很需要我们的帮助来唤醒他对自己运动的意识。看起来他的大脑似乎会重新回到它原来的阶段，它变得迟钝，总是想要像以前那样不自主地进行它的功能。

这时，瑞安的父母开始同意在家里自己实施"九大要素"来保证瑞安的大脑持续分化和健康生长，而不是被他自己的情况拖着走。通过这样的训练，这些要素渗透到了他每天的生活活动中，对瑞安甚至他的哥哥都产生了好的影响。他的父母经常告诉我，他们大概是第一对被激励来学习"九大要素"帮助自己孩子的父母了，这个方法改善了他们自己的生活，这样的生活他们之前做梦都想不到。

科学是怎么解释"集中注意力的运动"的

丹尼尔·西格尔——《正念的大脑》（*The Mindful Brain*）的作者和加利福尼亚大学洛杉矶分校（UCLA）医学院正念意识研究中心的联合主任，曾经将"正念的科学"解释为一种可以使用注意力的力量进行冥想的过程，这个过程可以有效地改变我们的大脑。他指出：

> 自古以来，无论东方还是西方，都有强调时刻有意识地训练非判断性的意识的方法（译者按：类似于中文冥想或禅定）。几千年的传统智慧都推荐不同形式的正念训练方法，以提升个体的幸福感……现在科学已经证明了这些好处。

几千年的传统智慧都推荐不同形式的正念训练方法，以提升个体的幸福感……现在科学已经证明了这些好处。

丹尼尔·西格尔所提到的这个研究主要是来自一种叫正念冥思的训练，它包括人们训练自己在行走或其他活动时，将注意力集中于自己的呼吸和动作。他自己在 UCLA 的研究，包括马萨诸塞医学中心微生物学家乔恩·卡巴金教授的研究都表明，对于有注意力问题的成年人和青少年，通过正念冥思训练可以取得比药物治疗更好的疗效（提高注意力，减少注意力分散）。

在以夜猴为对象的实验中，莫山尼奇的实验小组向我们展示了注意力和改变大脑自身的能力之间的明确关系。在实验中，当这些夜猴不得不将注意力集中在它们接收到的感觉上时（它们在身体某部位的感受），这种感受相对应的大脑感觉皮质的生长会明显加速。当它们注意力不集中时，大脑就没有相应的变化。运动也有同样的相关性作用，注意力集中的部分，例如胳膊的运动，大脑相关的相应部分就会生长。相反地，那些也产生运动但不集中注意力的部分，不仅不生长，或者还会萎缩。莫山尼奇指出："伴随着注意力集中的体验会引起神经系统结构和功能上的变化。"

让孩子在每天的生活中都集中注意力到自己的运动中

你可以使用非常简单和直接的办法帮助孩子开始体验集中注意力运动所带来的超乎寻常的力量。无须在你每日繁忙的工作中额外增加其他新的内容，相反，你只需要让孩子集中注意力进行现在每天要进行的活动。不管是给他喂饭、换尿布、洗澡、穿衣，做任何的训练或家庭康复，或是帮他做家庭作业，或是和他玩游戏，都可以想办法唤起他的注意力，让他将注意力集中在他此时的运动上面。这是非常重要的，无论你现在是对孩子做什么事情，这就是正确的方法。一定要记住，你的目的不是让孩子对你集中注意力，而是让孩子对他自己集中注意力，集中注意力体会他自己运动时的感觉，或者是在他被动运动时的感觉。

我如何知道孩子开始集中注意力了

如何判断你的孩子开始像我描述的那样开始集中注意力了？他开始集中注意力时看起来是怎样的？当你的孩子在任何时候开始集中注意力的时候，有 5 种方法可以判断，还有下面这些你需要做的事情。

内心的凝视： 一种方法，就像我在瑞安的例子里描述的那样，一开始看上去有悖常理。当瑞安一开始集中注意力的时候，他停下了所有的乱动和摇晃，变得非常安静，然后盯着一个地方几秒钟。他这时变得深深地专注于他自己运动所带来的感觉和体验，而不是走神或思想放空。这时，你会看到孩子停下来，眼睛凝视着，眼睛几乎不眨，有时候这种情况会持续好一会儿。当这种情况发生时，你要能辨认出来，这是能感觉到的，这也是孩子的黄金时刻。此时，非常重要的是，你一定要注意到这些时刻，不要去打断他或让他兴奋起来，而要静静地允许他保持这种注意的状态。人们经常在这时候做出错误的、相反的选择。我总是告诉父母们，这几秒钟集中注意力的状态对你的孩子来说是无比珍贵的。这是孩子大脑中的活动性和可能性像洪水般涌出的时刻，这才真正是改变的时刻。

跟随他们： 另外一种在你孩子集中注意力时候的建议是看着和追随他眼中凝视着的那些引起他注意的运动，就像你体验他凝视的感觉一样，可能是你扔给他的球，或是你正在帮他运动着的腿或胳膊。你还有可能注意到他正在注意一些他听到的声音。当他移动他的眼睛时，或者把头转向声音来源的方向或者停下其他一些进行的活动在听声音时，这时你就能注意到他的表现。

预期参与： 你孩子集中注意力的另外一个特征是我所定义的：预期参与。当一个你孩子曾经经历过的运动或活动发生时，不管是在几分钟前还是很早以前经历过，你会注意到你的孩子开始期待接下来发生的事情。你将会看到或者感觉到一点点他的肌肉预期的抽动或者更明显的肌肉运动，这些改变告诉你孩子的大脑已经知道了正在发生什么，而且在尝试着提前进行预期的活动。无论孩子的这些努力成功与否，重要的是，你要辨识出这些重要的时刻。即使是最细微的活动，只要是由于你的孩子集中注意力而产生的，就会对他产生巨大的影响，在他的大脑里建立起真正的连接，这些连接是他要成功完成你想让他学会的技能所必需的。

喜悦： 另外一个有趣的表明你孩子正在集中注意力的表现是他对他所做的一切感到开心，不管是他自己在做或是你在帮他做。他笑着，非常喜悦。这些时刻对父母来说也是很开心的，正如它对于孩子一样。

游戏，还是游戏： 还有一个孩子在集中注意力的特征是当你孩子在尽力玩耍时，不管你们做的是什么，他都会觉得这是一个游戏。他积极地参与任何需要他做的活动，这对他来说非常开心。这个观点认为，他此时是他的世界的创造者，他需要集中身上所有的注意力到自己身上和到他周围与这个活动有关的环境上。科学研究表明，游戏、喜悦和开心对成长和学习非常重要。这些都是提升你孩子大脑功能集中注意力的特征，伴随它们的经常是幸福感的增长。这正是在大脑中发生最显著的改变的时刻。

运动的全部意义

在运动时，集中了注意力的运动看起来是什么样的呢？我们如何定义运动？正如我之前提到过的，一说到运动，很多人就会只想到你能看到的孩子身体的运动，也就是我们常常说的"身体运动"。这是运动最明显的特征，比如你孩子的胳膊、腿、背部或手在动。当我们在治疗那些有特殊需求的儿童时，常常错误地把运动局限于不停地训练那些他们受限或者缺失的运动技能上。实际上，有三种运动孩子可以感受到，并且可以将注意力集中到上面：身体运动、情感运动和运动的思考。

> 实际上，有三种运动孩子可以感受到，并且可以将注意力集中到上面：身体运动、情感运动和运动的思考。

身体运动：身体运动指的是你孩子身体的任何运动，无论这运动是由孩子自己操控的还是由你来帮他做的。而且，这些运动都是可以使用注意力的机会，也就是说，让孩子的大脑和这些运动之间建立联系，从而将运动操控得更好。无论孩子的注意力集中在他正在进行的或是你正在帮他进行的任何的运动上，都可以提升孩子大脑的功能和控制运动的质量；同时，也能提升大脑控制其他所有运动的质量（详见第三章）。

情感是一种运动：情感同样也是一种运动，与上面所说的一样，将孩子的注意力集中在他们的情感运动上也会为孩子的大脑和行为打开产生卓越改变可能性的大门。

思考也是一种运动：或许最难以捉摸的运动就是思考了。思考，会产生想法和信念、对事物之间关系的认知以及理解的过程（表达我们自身以及周围的世界），这些都是我们大脑运动的表现。虽然我们无法看到、摸到、闻到、尝到思考，但是我们能感觉到它的存在和结果。即使在开始时你觉得这很难理解，你可以学习如何让你的孩子将他们的注意力集中在他们的思考上（详见下一节）。在我的经验中，当我帮助孩子集中注意力到他自己的思考中时，我曾经见过一些非常具有戏剧性的改变发生。

记住这一点，你的孩子取得成功进展的核心是他的大脑变得更好，更加有效地控制运动的过程，不管这个过程是他伸出手去抓玩具，还是说话、走路、表达情绪或者做一道计算题。所有的这一切都是通过大脑的分化和整合来完成的，这是我们之前讨论过的。这是一个进行着的越来越好的过程，在这个过程中，大脑可以体验到运动之间的区别，这些区别则需要长时间地集中注意力才能从本体感觉中体验到，这是发展出运动能力的核心所在。

集中注意力运动的工具

你自己的注意力：帮助你孩子的关键是你自己的注意力。我的意思是这需要你对孩子的表现、体验和行为展示出非主观的、接受性的、开放性的和浓厚的兴趣。想象一下，这就如同通过一个魔幻的密码将孩子和你的大脑连在一起。你孩子的大脑可以通过这个密码阅读你的大脑。当你的注意力高度集中时，你孩子的大脑可以站在你高质量操控的大脑之上，帮助自己产生更好的功能。正像我经常跟家长说的一样，你可以把自己与孩子相互影响的集中注意力的技巧，作为他训练集中注意力的模式。我想重点强调的是，把注意力看作是一种活动是多么重要。大脑要做的就是要学习做得越来越多、越来越好。出于这个原因，我建议你将"正在注意着""将要注意"这两个词语加入你的常用词汇里，尽管刚开始使用时有些奇怪。

与孩子一起共享集中注意力的时刻

在身体的运动方面：在你日常和孩子的活动中，注意每个身体的动作。比如，当你弯下腰准备把孩子抱起来的时候，停一下，暂时不要去完成这个活动。相反地，注意一下，你的孩子是否在准备被你抱起来：他正在注意着你要准备做什么吗？他是否已经开始用他自己的方式加入你的这个活动中来了？他想要用什么方式参与进来？也许他伸出了自己的双臂，又或许他只是抬头对你笑了笑？他正在弯下膝盖感觉想要跳起来或站起来吗？或者他能做的只是让肌肉变得紧张，把上身轻轻地向前探出。当你已经观察到任何你孩子的这种正在注意和参与的行为后，你再慢慢地把他抱起来。这样你就明白了，刚才你的孩子已经在训练他将注意力集中在运动的技能上了。

如果你没有看到他有任何参与的迹象，试试看你不抱他是否能引起他的注意。与把他抱起来相反，你站起来，等待几秒钟，或者叫他的名字，或者弄出一些奇怪的声音，比如唱出他的名字，或用舌头发出些声音；然后你再准备把他抱起来，看看他是否唤醒了自己对你的注意力。用这种方法不停地训练孩子注意进行着的运动，在不同的情况下尽可能多地去训练，来唤醒你孩子的大脑，让他参与到你的活动中来。

在思考方面：将孩子的注意集中到他的思考中，帮助他提升他思考的过程。你通过把你的注意力集中到他如何与你或别人交流，或交流的内容中来完成这一过程。最简单的方法之一就是问他问题。比如，他可以说，但他的话很难被别人理解，因为他的言语在用词和意思表达上不清楚，就像我们常常遇到的患有自闭症谱系障碍、注意力缺陷障碍或者脆性 X 染色体综合征的孩子一样，即使你可以猜出来他想说什么，但不要这么快地去理解他，不要帮他填补缺失，也不要让他去尝试着说得更清楚。（记住，他如果能做到，他早就这样做了。）相反地，你可以友好地问他："我没有理解你刚才在说什么，你想要什么？"你可能会发现，一开始你的孩子不会回答，很有可能他根本不知道他自己说的话是不清楚的。不要试图去真正回答他问的，相反地，等他再说一次。接着如果你觉得可以把他想要交流的事情与什么东西联系起来，你就问他："你是在问那个什么（就是那个可以联系起来的东西）吗？"这时，你可以用你最好的猜测把他的这个空填上。然后你再问"是吗？还是不是？"等待他的答案。除非他真的是急需什么，不然的话你就一直等到他回答是或不是。如果他说都不是，那就简单地再问下一个可以联系起来的东西。

这就是让他把注意力集中在他讲话上的方法，这样他就开始区别自己的话是否能被别人理解，他也就开始意识到他应该去改变自己发声的方法。他开始体验，开始将更多的注意力放在如何发出声音表达他想要或者不想要的东西。当他开始听到自己说话的声音，他的大脑就可以逐渐地区分自己的发音和语言，这样他就表达得更准确，能更好地让自己的语言为自己服务。这个区分能力的增长不仅可以改善他的语言技巧，同时也能改善他思考的质量和清晰度。

触摸的力量：从瑞安的例子中你也看到了，你的触摸具有唤醒和增加你孩子集中注意力能力的力量。这是一个非常有力的与孩子大脑交流的方法。当你触摸孩子的时候，他能感受到自己，同时帮助他学习从哪里开始，到哪里结束。充满爱意和细心的触摸是我们身体、情感以及认知成功发育的中心，当缺乏触摸时，会给孩子的发育带来严重后果。或许你曾经听到过，孤儿院的孩子因为被忽略，所以缺乏足够的爱和细心的触摸，从而变得很虚弱，甚至导致有些孩子死亡。我们对触摸对于我们的生活有多么重要有了直观的感受和理解。

---

6 种触摸的方法

轻触：用最轻的力气去触摸。

细心地触摸：能感受到你自己的触摸。

安全地触摸：触摸并完全支撑住你的孩子。

联系式触摸：把你的孩子当作你身体的一部分来移动和触摸，就像跳交谊舞。

爱的触摸：仔细体会孩子对你的触摸的反应，并对他的反应做出回应。

观察性触摸：感觉就像你的手指和手掌上长着眼睛，你用手当作眼睛看着你的孩子——只是看着，不要尝试去改变或治疗他。

触摸可以唤起我们的注意力。一个朋友拍一下你的肩膀，你就会转过身来看他；我们可以说是这个触摸引起了你的注意。当

你用触摸来帮助孩子的大脑更好地运行的时候，要注意，不是所有的触摸都是一样的，这点很重要。当我们手的技巧掌握得更好的时候，我们就会非常自如和高效，就像在做每天常做的事情一样。有时候我们需要提高效率像自动驾驶一样。早晨起来你会帮孩子穿衣服，这件事你可能做了几百次了。你把衣服套在他身上，然后扣上所有纽扣，拉上拉链。但是，当你不需要如此急急忙忙的时候，不要像机器人一样地给孩子穿衣服。相反地，放慢你为孩子穿衣服的节奏，给他换好尿布，把他放在椅子上，让他平静下来，然后你的手有意识地去感受孩子身上的重量、温度、质地、活动或僵硬的感觉。当你这样注意的时候，也会同时唤醒孩子对他自己的注意，要把这些生活中平凡的时刻变成促进孩子成长的黄金时间。

先前，在通过运动和触摸为孩子做治疗时我发现，每当我自己像机器人一样在工作时，孩子就没有什么改变，而且他们还常常开始反抗。相反地，当我把我的注意力集中在我所感受到的，同时伴随着对孩子反应以及他的感受注意时，这时会得到不同的结果。孩子开始变得对我的触摸和他自己的运动非常关注。在我和孩子之间突然建立起了清晰的联系。这是多么深刻和开心的体验啊！虽然看上去这是简单地将机械自动的触摸改成注意力集中的触摸，但我与孩子之间的联系促进了孩子的改变——这改变往往非常明显，它可以改变孩子的生活。这个发现使我的职业生涯发生了巨大转变，我相信，这也将成为你与孩子互动的巨大转变。

长着眼睛的手：在我的工作坊里，当某个成年的参与者有运动方面的困难，比如举起胳膊困难，可能是由于损伤或失用，当我触摸到他的背、肩膀或身体其他我感到需要唤醒的地方，几乎每次我这样做他会发现自己突然可以做他先前感到困难的动作了，要么是感觉做起来更舒服，要么是做的时候疼痛减少或消失了。这个转变是瞬间的。我触摸的时候只是感觉我用手在"看"他，没有对他的运动进行任何的控制和治疗操作。

当我在给家长演示如何用触摸来唤醒孩子的注意力的时候，我让他们幻想自己的手指或者手掌上长了眼睛；如果这时是在我的工作坊里，我会让他去触摸另外一个同学，这时让这个同学做简单的动作。我告诉他们，触摸的目的就是用幻想长在指头和手掌上的眼睛去看那个同学。我会提醒他们，他们触摸同学的目的是看他，而不是改变他。你为孩子做任何需要身体操作的事情的时候，就是需要将自己从机器人一样的操作转化为注意力集中进行触摸的时候。

当你这样触摸你的孩子时，你不仅在帮助他感受自己——为他的大脑提供赖以生长的信息——而且你还为孩子注入了他正在像现在这样被照顾和被关爱的信号。

你会发现，用"长着眼睛的手"的方法和孩子建立起联系不仅非常容易而且非常开心。你不用再强迫你的孩子，而是用手去触摸他，为他找到一个自己可以将注意力集中在自己和自己所做的事情上的方法。通过你的"长着眼睛的手"，他可以更清楚地感受到自己，帮助他的大脑理解他自己并做出正确的反应。

与系统同行：这样去理解"与系统同行"：我们不是去尝试着改变孩子正在做的运动或行为，实际上是去支持和激励他现在正在做的运动或活动。这将帮助你的孩子将更多的注意力放在他正在做的事情上，从而产生更多的选择和自由。梅森（Mason）是一个 6 岁大的男孩，他被诊断患有严重的注意力缺陷多动障碍

（ADHD）。在他妈妈带他到我这里来上的第一次课上，没多久他就坐在地板上开始脱他的鞋子。他妈妈说这双鞋他只是在来的路上才会穿。

那时我的办公室还在曼哈顿市中心的 40 楼上，房间的一扇窗户开了一条缝。梅森双手各拎了一只鞋子站了起来。他打量着房间，看到了那扇开着的窗户，然后快速地朝那个方向走去。他的妈妈告诉他不要把鞋子从窗户里扔出去。妈妈的声音显得有点紧张，这完全可以理解。她没有意识到的是，梅森此时并没有完全意识到自己在干什么，即使看起来他似乎是决定了要把鞋子丢出去。当他做出这样的动作和举动时，我快速地向窗户走去，我问他："你在走路吗？我们可以在窗户那边碰头吗？"他瞥了我一眼，继续朝着窗户走去。我接着说："我们要不要比比看谁先走到窗户前面？"我确定我可以比他先到，我走到之后对他说："加油，你也马上走到了。"

我用身体挡住窗户，然后说："你手里有什么东西吗？你想在手里拿点东西吗？"就在此时，梅森看了看他的手，看到了鞋子。这时，我让他妈妈递给我一张纸。我把纸撕成两半，给梅森看，然后问他想不想把手里的鞋子换成纸片。他还是握着他的鞋子。我接着告诉他，我可以把纸片扔到窗户外面。我拿起纸片示范性地扔出了窗外，他睁大眼睛看着我的动作。我问他："你想不想也扔点什么到窗户外面啊？"他看着我点了点头。这时我对他说："没问题，但你不能扔鞋子，只能扔纸片。"

梅森弯下腰，把鞋子放到地上，伸出手来抓住纸片。他慢慢地、小心翼翼地靠近窗户，伸出他的小胳膊，把纸片放飞在空中。当你帮助孩子做他正在做的事情时，不应该改变他，而是要帮助他意识到他正在做什么，应该怎么做，这将解放他的大脑，或许让他的大脑第一次做出些不同，做出些新意，做得更好。

做演员、舞者或哑剧演员： 你曾经去剧院特别为孩子们表演过吗？当你去的时候，你会发现孩子们是那样的陶醉在其中，他们会忘了自己是在剧院里。他们看到的和听到的发生在舞台上的一切就像是真的一样。当他们看到危险来临时，会尖叫着提醒戏中的英雄；他们会兴奋地跳起来又坐下来；当剧情非常激烈时，他们甚至会跳到舞台上。

绝大部分家长，即使是那种很害羞的人，也会成为自己孩子的演员和歌手。当他们用这种方式来引起孩子注意时，他们都不会去想。当你的孩子看上去无法和他自己建立联系、不知道自己在干什么的时候，你可以用自己的表演天赋有意识地唤醒孩子对他自己的注意，指引他们到达可能的方向。记住，在瑞安的故事中，我是怎么使用我的声音的："现在你的脚移到了这边，哦，现在又移到了那边。"通过这种方式，我帮助他意识到自己的脚和腿，这是他之前从未有过的意识。类似地，对于梅森，我的表演是先走到窗户边上，接着把纸片扔到外面，帮助他意识到自己在干什么。

把你孩子的注意力想象成像空气一样围绕在我们周围，任何时候都有唤醒它的机会，你可以随时简单地做到这一点。

比你想象中的简单

注意力集中的运动转变的力量是从你开始的。你有可能会担心或困惑，觉得完全不知道自己孩子在干什么，或者你特别忙因而没有时间来做更多的事情。毕竟你既不是每天可以花很多个小时来训练正念冥想或禅定的僧人，也不是治疗师或者运动专家。但好消息是，你没必要成为一个可以很好地帮助你孩子的专家。任何你自身和你孩子集中注意力到他运动上的改善都会对孩子的发育产生巨大的影响。就如我们在本章开始时说过的——身体的、情感的以及智力的运动无处不在。任何你和孩子的活动或互动都可以成为你使用这本书里教你使用的工具，帮助孩子成长和进步。通过练习，集中注意力的运动很快会成为第二天性，成为你做任何事情的一部分。正如许多家长告诉我的那样，事实证明这是一个真正的礼物，不仅会对孩子超越现有限制的能力产生巨大影响，而且对他们自己的生活质量的体验也影响巨大。

> 通过练习，集中注意力的运动很快会成为第二天性，成为你做任何事情的一部分。

5 要素二：慢

要攀登陡峭的山峰，首先需要缓慢的步伐。

——威廉·莎士比亚

作为一个有特殊需求的孩子的家长，你可能会觉得"慢"这个字有些消极的含义。毫无疑问，发育迟缓可能是你孩子有特殊需求的第一个迹象。况且"慢"这个词可以令人轻易联想到傻、智障、无趣、沉闷、迟钝、懒惰等词语。与这些词语相关的"慢"，似乎很难被认为是可以帮助孩子的大脑更好地工作的强有力的方法，甚至更无法被认为是可以帮助孩子恢复到超越你或其他人能想象出的可能性范围的有力途径，这似乎是违反常规和直觉的。在本章里，"慢"这个词有非常不同的寓意和用途：让孩子的大脑有更多分化的机会，并将它们整合成新技能。这些技能可能是手功能的发展，或是产生一种更好的交流方式，或是解决一个新的数学问题，或者是其他那些对孩子来说富有挑战的事。在这里你会发现，"慢"可以用来增加孩子大脑中新的神经连接，从而发展和获得新的技能，无论他的特殊需求是什么。

别丢下我

在我发现"慢"是"九大要素"之一的过程中，我从费登奎斯博士那里学到了这个概念。我在一个 22 个月大的患有严重脑瘫的女孩（阿里）那里获得了关键经验。这是我第一次与像她一样的孩子一起工作，而我那时的发现对我之后 30 多年中与各种各样有特殊需求孩子的工作来说，意义非凡。我第一次见到阿里时，她还在她爸爸的怀里，爸爸抱着她进到工作室并坐在我的工作台边，让女儿阿里坐在他腿上。阿里的妈妈坐在椅子上面对着他们。我在阿里身边坐了下来并看着她。她非常瘦，有一双深棕色的大眼睛。阿里的一只眼睛完全偏向内侧，双臂紧紧弯曲，双手握拳，拇指内扣在食指和中指之间。同时，她的双腿紧紧地夹在一起，两个膝盖内旋几乎贴在一起，双踝和脚尖也都随着一起内旋。

这个小女孩安静地坐着，除了她的一只眼睛看着我，好像正在审视我，除此之外她没有任何的肢体动作。她的父母告诉我她是早产双胞胎中的一个，两个孩子都是出生后就立刻被放进温暖和有氧气的暖箱里。女孩们出生几天后，可怕的事情发生了：阿里的暖箱的氧气供应出问题了，当被发现时她已经出现了严重的脑损伤，导致了现在一系列的症状，并被诊断为脑瘫。家长告诉我她接受过物理治疗，但是并没有太大的进步。她现在仍然没有主动运动，她的腿和手臂总是很紧张，她也不会说话。

当时我不知道我应该做些什么。我没有可以参考的特殊技术或处方，也没有日常经验和模式来让我遵循。我只是出于需要，花了一些时间去观察阿里，并给她时间熟悉我的存在。这个什么都还不知道和放慢的阶段变得非常富有成果，也是发现的重要机会。从那以后，在每次开始上课之前，我每次都重复这个"我不知道我现在要做什么"的方法。我刻意地将一切放慢。

在那时，我不知道她的腿触摸起来会是什么感觉。如果我尝试活动它们的话会怎么样？我以前从来没有触摸过像阿里这样的孩子。所有痉挛性脑瘫孩子的家长都知道，当你尝试去让他们活动的时候，他们自己就会不自主地活动，他们的肌肉会更紧张，这让他们活动起来更加困难。果然，当我轻轻地把我的右手放在她左边大腿上时，我感受到了她瘦小的腿上肌肉异常紧绷。我尝试去活动她的腿时立刻就感受到了阻力。她的双腿紧紧地夹在一起，就像永远不会分开一样。接着我观察到，如果我轻轻地抱着她的腿，放慢自己的动作，慢慢地把她的腿向下移动，以旁人看来几乎感觉不到的速度移动它们，她的腿居然开始有轻微的运动了。

我继续这种微小的、非常缓慢的运动，阿里似乎在注意——密切关注着自己和她身体的感受。让我惊讶的是，她腿上的肌肉突然放松了！她左边膝盖向外打开，甚至脚踝可以自如地活动了。我疑惑地看向她妈妈，不知道这是不是不寻常的。她妈妈目瞪口呆，睁大眼睛大声说着这从来没有发生过。

对这一结果感觉到惊讶和振奋的同时，我决定重复我刚才所做的——我称之为要素"慢"——对阿里的另外一条腿重复这个过程。我不考虑时间，只是确保非常缓慢地移动她的另一条腿，就如同我在尽量保持与她之间之前的那种联系。几分钟之后，她另外一条腿上的肌肉也完全放松了。现在，她两边膝盖都可以向外打开了，她两个膝盖都可以外旋了。在她的生命中，她的大脑第一次停止紧缩她腿部的肌肉。我想知道她是否可以盘起她的腿，我决定尝试一下这种可能性，我的所有动作都非常缓慢而温和。当我慢慢抬起她的腿时，它们感觉很轻，很容易移到交叉的位置，膝盖朝向外面，现在她可以半盘着腿坐在她爸爸怀里了。房间里异常安静，安静的仿佛可以听到一根针落地的声音。我们都惊奇地望着阿里，没人发出任何声音。阿里的爸爸在整个过程中几乎都没有说过一句话，他突然说："这简直令人难以置信，这一切简直就像奇迹！"

感受的时刻

我们人类有快速移动、快速思考的能力，而且我们还创造出了快速高效的机器来为我们服务，这一切都与我们生存和生生不息的能力密切相关。但是，这里要重点理解的是：在"快"的状态下，我们只能做那些我们已经知道如何做的事情。当快速做任何事情时，我们的大脑只是开启那些已经存在的和在大脑中印记很深的模式。而当我们开始学习新的技能、发现新的想法、形成新的理解或者完成一个新的行为时，我们不会以"快"开始。重要的是，在大脑形成能执行这项技能的必需的连接和模式之前，大脑一直避免处于快的状态。当这些连接和模式形成之后，我们的大脑才逐渐从慢变快，同时让这些新的模式在大脑中形成更深的印记，以应对快速和需要技巧的活动。我们的大脑在掌握如何扔球、在键盘上打字或加减数字之前，这种能力在我们身上是不存在的。从表面上看，这似乎是显而易见的，但涉及我们自己对自己以及我们对其他人，特别是对孩子的期望时，事实就不是这样显而易见了。

> 这里要重点理解的是：在"快"的状态下，我们只能做那些我们已经知道如何做的事情。当快速做任何事情时，我们的大脑只是开启那些已经存在的和在大脑中印记很深的模式。

我永远不会忘记马克斯的妈妈带给我一张写有100道简单加法题让我和马克斯一起做的那天。那是马克斯在学校做过的，他完成得不好。他妈妈告诉我一年级学生的水平不仅仅是能算对多少题，而是他们可以完成得多快。这个测试需要在20分钟内完成才算通过。我非常惊讶。马克斯只是一个根本不知道被要求做什么的6岁男孩，他对数字只有一点点认识，所以他肯定不能很快完成它，他学会的只是用猜答案去代替。

我们帮助马克斯的时候，使用了"慢"和其他要素为他的大脑提供其需要的时间和信息，创建他需要的理解和解决数学问题的模式。马克斯就不再需要去猜测答案了。

当我们做自己擅长的事情的时候往往可以快速并可靠地完成，但反过来就不行了，一开始就提高速度不能让我们真正地融会贯通。"慢"是一个学习和创新的必经之路。在爱因斯坦的自传中提到，他是在想象自己骑着一束光的时候想到了相对论，感受这种运动的感觉和身体及周围环境之间的关系。他想了一个又一个小时，慢慢地建立他的相对论，然后将它们转换成一种数学的语言。想象一下在他脑子里这种庞大而复杂的过程，数十亿的神经细胞在发光，并向各个方向传导，才有了他不可思议的创造和发现。但是如果现在有人给他计时的话，会发生什么呢？告诉他只有20分钟的时间想出一个正确答案，然后马上叫他停下来？

"慢"是一个学习和创新的必经之路

当没有掌握一项技能的时候，这种固定模式不会在脑内存在。在它存在之前，需要在大脑中生成并整合数百万个新的神经连接，还需要它们大量的分化。我们需要放慢这个过程让大脑有充分的时间去做这些事情。"慢"让孩子有时间去感受、去专注。感知是我们做任何事情的关键，也是我们思考与行动的核心。当我们加快速度以后，大脑没有选择只能切换到已经存在的模式，就像在自动驾驶一样。

"慢"让孩子有时间去感受、去专注。感知是我们做任何事情的关键，也是我们思考与行动的核心。

还记得我在第1章里提到的伊丽莎白学习接球的故事吗？如果球速对她来说太快，不管她多努力想去接住，她大脑里想接住球的想法都会被切换成固有模式，她只能僵硬地把手放在身前看着我。同样，不管其他人怎样尝试去活动阿里的腿，她的双腿只会更加痉挛。然而当这个活动变慢时，阿里有足够的时间去感受这种活动，她的大脑开始感知并发生了不同的反应。她的肌肉放松下来，她的大脑也停止了对双腿的异常控制。同样，当马克斯试着快速做数学题时，他又开始猜测答案。

"慢"是学习的基本要素，即使我们是爱因斯坦，也应该由慢速发展到快速，更何况是面对严峻挑战的有特殊需求的孩子。

"慢"让我们有时间去感受和专注，要求我们专注于当下。"慢"放大了我们的感受，让大脑更容易感知到差异，使我们有机会去做一些新的事情。

> "慢"是学习的基本要素，即使我们是爱因斯坦，也应该由慢速发展到快速，更何况是面对严峻挑战的有特殊需求的孩子。

你可能会说："我的孩子不是爱因斯坦，她输在了起跑线上啊。"是的，没有人能成为第二个爱因斯坦。但当你慢慢触摸和触动你的孩子，或引导他们慢慢来的时候，你就帮助他们加强了自己的感受力，于是他们的大脑开始分化和创新：第一次知道了怎么翻身，或怎么用拇指和食指捏住东西，或怎么分辨妈妈和瓶子的声音，或怎么计算出 $12 \div 4 = 3$……那一刻的大脑是最聪明的。重要的是，不要把孩子目前的局限和她的大脑潜能混淆了。你的孩子现在不能站或者说话或者做数学题这个事实，并不代表她的大脑不能达到最高的层次。而"慢"是一个很好的工具。

> 第一次知道了怎么翻身，或怎么用拇指和食指捏住东西，或怎么分辨妈妈和瓶子的声音，或怎么计算出 12 ÷ 4 = 3……那一刻的大脑是最聪明的。

请帮助我慢下来

乔西是一个瘦小可爱的 3 岁小男孩，紧紧贴在他妈妈的后面闯进了我的工作室。他一直在喋喋不休，不停地发出几乎没有任何意义的声音。只是偶尔能在这串声音中辨识出一些元音、辅音或是音节，我只能听出一个单词。他跑到房间里有一箱玩具的角落，但他没有在这个角落做任何停留，甚至没有表现出对玩具的一丝兴趣，便改变了方向跑向房间的另一个地方。他一边乱跑一边滔滔不绝地说着些语无伦次的话，经常被绊倒或者失去平衡。

任何一个有注意力缺陷障碍（ADD），或注意力缺陷多动障碍（ADHD），或被诊断为自闭症、脆性 X 染色体异常，或跟注意力缺陷障碍和注意力缺陷多动障碍有相似症状孩子的父母都知道，孩子一直不停地运动会让他多么衰弱。这些孩子体会到的世界是混乱的，因为他们在学习困难事物的时候不能让自己慢下来。他们的注意力快速地从一个东西跳到另一个东西，他们的大脑根本没有足够的时间或机会去感受自己周围的世界。当面对一个新的需求，比如说掌握骑自行车的平衡，需要手眼协调的接球，学习阅读或书写，或更清晰精准地说话时，他们的大脑不能充分组织集中注意力来完成这些复杂的动作。在这种情况下，我们只能观察到他们的异常活跃的行为。

更少的刺激，更多的信息

有些人可能会认为这样的孩子需要更多的刺激才能帮助他们，比如让他们重复一些动作，花更多的时间教数学或阅读，用牙刷刺激舌头，为了能帮他更好地踩自行车去不停伸直他们的腿等。可这些并不是他们缺少刺激，每一点点感觉都会刺激到他们；问题在于他们的大脑并不能将这些刺激变得连贯且有意义。

如果可以，这些孩子需要少一些刺激，他们需要我们减少刺激的强度和速度来适应他们的方式。他们的大脑需要感受"慢"的机会，感受发生了什么，感受到变化，这样大脑才会将来自外界和内部的刺激转化为信息，才能分类、组织并整合这些信息。否则任何来自外界或者内部的刺激只能让他们加速，让他们无所适从。最新的大脑研究证明了"慢"的重要性，增加刺激这个观点有可能是不利的，甚至会让这些孩子需要改变的症状变得更加顽固。

> 他们的大脑需要感受"慢"的机会，感受发生了什么，感受到变化，这样大脑才会将来自外界和内部的刺激转化为信息，才能分类、组织并整合这些信息。否则任何来自外界或者内部的刺激只能让他们加速，让他们无所适从。

向"慢"奔跑

在乔西的第一节课里，我就静静地看着他在房间里跑了好几分钟。每次他要向一个特定的方向跑时，我也不说话，只是轻轻地走到他前面挡住他的视线。起初他似乎无视我的存在，马上转向另一个方向。差不多挡住他 6 次之后，他才停下来看着我。感觉就像他第一次开始注意到我，在想这个人在干什么，同时他的嘴也停止了发声。他专注了差不多几秒钟，随后又像之前一样开始奔跑。我又站在他身前，他抬起头看着我，这时我才慢慢对他说："你好乔西，我是安娜特，我要把你抱起来放在我的桌子上。"我慢慢向他伸出手，把他抱起来，放在我的桌子上。

> 感觉就像他第一次开始注意到我，在想这个人在干什么，同时他的嘴也停止了发声。他专注了差不多几秒钟。

这么多年来我发现，一旦一个孩子慢下来，哪怕只有几秒钟，就会获得更多有效的注意力，他也能更好、更容易地让自己再次慢下来。虽然我们把这种情况叫作"注意力缺陷"，但有时把此类情况考虑成"无法慢下来的缺陷"会更加有效。

当他第一次坐在桌子上的时候，乔西仿佛有点坐立不安。他躺下，站起来，又躺下，将腿放在一个位置，又放在另一个位置。我坐在离他非常近的地方，把手臂悬空放在他身体周围保证他不会掉下桌子。我开始轻轻地、慢慢地让他活动，每次只进行很少的活动。在最开始的时候，他好像还是像以前一样不知道我在动，甚至也不知道我的存在。嘴巴里发出各种声音，如流水般不断。

我并没有试着让他停下来，我只是慢慢地吸引他的注意力，动动他的腿、骨盆和胸部，轻轻地用几个很简单的动作活动他的这些部位，就像我前面所描述的那样。每一次缓慢的动作都是在通过他的身体跟他的大脑进行"对话"，让他的大脑有机会感知到他不同的身体部位，慢慢地体会活动和感觉，慢慢地开始注意，并对它们有了感觉。

我在跟乔西的整个对话过程中，扮演了一个接受他快速杂乱噪声和动作的"容器"。几分钟后，乔西开始自己慢下来，更多的时候是静静地躺着。然后他开始安静下来，非常安静，语无伦次的情况也停止了。他的大脑冷静下来了！他现在可以集中精力学习了。乔西以一种前所未有的方式回到了自己的世界。在这节课的最后，他妈妈对我说："我从来没有看到过这样的乔西。"

乔西第二天来的时候，可以讲两个单词以上的句子了。虽然他还时不时地会语无伦次、不停地动，但很快会回到有条理、可以理解的说话方式上来。

乔西不仅在说话上有了快速的进步，他在姿势、力量、平衡、饮食、睡觉和思考上也进步了很多。这种变化在跟我们合作的孩子们身上经常发生。他们通常会以想不到的方式在各个方面取得进步，而这些进步大都因为我们激发了他们大脑的潜能。

时间就是爱

时间就是爱。我们跟孩子在一起时孩子感受到的是我们跟真实的他在一起。我们所不知道的是，当我们催促孩子、让他快速去做他不能做到的事，或者让他以超过自己极限的速度去完成一些事情，当然最终会失败。虽然我们的本意是好的，但孩子会觉得自己很差，达不到我们的预期。

我想到了查理，一个我治疗了几年的患有脆性 X 综合征遗传病的孩子。他妈妈给了查理一个有阅读程序的笔记本电脑。当他们在工作室等我的时候，他妈妈试着让他阅读，我在走向工作室的时候都能听到他们在互动。他妈妈的努力显然没有帮助，查理变得焦虑、生气、抵抗，最后完全不想动了。我想，"他们需要慢下来了。"

随后我在工作室里问他妈妈这个阅读程序是否可以调节单词出现在屏幕上的速度，她说可以。她在调速度的时候我让查理坐到我的桌子上。他看着我说："安娜特，我很笨，我读不来。"我告诉他，"不，查理，你不笨。电脑上的单词移动得太快了，就是这样。"他困惑地看了我一会儿，露出了一点点微笑。

他妈妈说已经设置好让电脑上的阅读程序慢下来了。我们把电脑放在查理面前，当然，现在屏幕上的单词对他来说足够慢，可以阅读了。过了一会儿他变得开心起来，对我说，"我一点也不笨！"

调慢电脑不仅帮查理成功学习了阅读，也让他妈妈慢了下来。她那天慢下来也让查理冷静下来，他们俩在某种程度上让查理的大脑有时间去感受他是安全的、被爱的、被接受的。

每当你花时间慢下来跟你的孩子在一起时，你会感受到孩子展示了真实的反应和能力。就像你在舞池里带着你的孩子跳舞，一个带着另一个，像只有一个人在动一样。

另一种"慢"

宝宝、猴子和发育里程碑

最近，家长们对于孩子生长发育表中的里程碑和发育阶段越来越重视，孩子抬头的年龄，开始有视线追随的年龄，从仰卧翻身到俯卧、站、说话、走路的年龄等。

在过去的几年中，人们似乎更想让宝宝早于这个标准年龄到达应有的阶段。家长们经常被专业或准专业人士鼓励让自己的孩子加快达到这些里程碑，似乎这样就可以让他们的身体、情绪和心理可以有更好的进步。父母们被推荐让他们两周大的宝宝就开始趴着——就是所谓的"俯卧时间"（tummy time）。这比孩子自己能做到趴在那里的动作早几个月。然后他们会用类似于跳跃器、学步车或其他方式试着促进孩子的发育。

然而人类与其他哺乳动物最大的不同在于我们发育得特别慢。儿童成长发育方面的权威专家克罗格曼这样写道："对人类来说，一生最漫长的就是婴儿期、儿童期和青春期。"

当我们比较人类和黑猩猩（一种在进化程度和基因上都与人类十分接近的动物）达到发育里程碑的速度时，我们可以观察到，后者两个月大的时候就已经可以抓着它的妈妈站直；在同一时段的人类婴儿还一切都完全依赖照顾他的人。

5 个月大的黑猩猩已经进入了它独立的第一阶段，它可以爬上一棵小树，开始和母亲短暂地分开。同样大的——5 个月——人类婴儿才开始翻身。

当黑猩猩两岁的时候，已经有了很多成熟的运动体系。两岁的人类宝宝走路都得非常小心地掌握平衡，还在蹒跚学步，还不能跳跃或单腿站。那些在他未来所需要的许多运动、社交和认知的技能此时都还没有发育。

与黑猩猩相比，人类婴儿达到相同运动和社交阶段的速度非常慢。但是这背后蕴藏了非常重要的含义。在两岁的时候，她可能还只能走得踉踉跄跄，却可以说 20 ~ 30 个词汇了，并且可以把至少两个词汇组成一个有意义的句子。人类到了 5 岁的时候，可能已经掌握了 2500 个词汇；而此时的黑猩猩发声只是为了交流基本的情绪变化，如气愤、恐惧、喜悦等，且永远不会再进化出像我们一样的语言。黑猩猩也永远不会发展概念性的和抽象上的思维，而人类一般到 9 岁就拥有了这些技能。

在 9 岁的时候，人类的孩子可能已经能够演奏肖邦奏鸣曲，或是玩电脑游戏，或者能做出一道数学题。黑猩猩在相同的年龄是已经完全成熟了的，甚至可能有了自己的家庭，然而它的大脑永远不会像人类一样拥有艺术、运动或是智力的成就。而我们还不知道人类的孩子以后会成为一个跑步健将，还是一个技术高超的网球选手，或是一个芭蕾舞演员，音乐会的钢琴演奏大师，或者是一个数学家。但是毫无疑问，黑猩猩永远都无法完成这些事情。

黑猩猩和人类的典型发育阶段的比较

3 个月大的时候

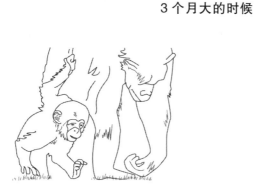 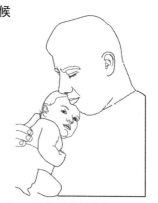

抓着妈妈站直——先
于人类婴儿

无助，完全依赖别人——似乎
没什么进展

9 个月大的时候

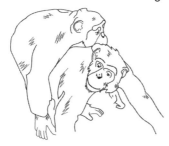 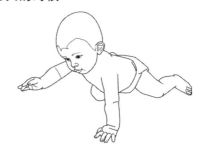

已经有完全独立的活动并准备
与雌性交配

四肢爬行，甚至不能走——
远落后于幼年黑猩猩

8 岁大的时候

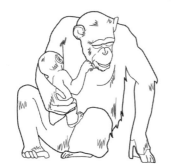 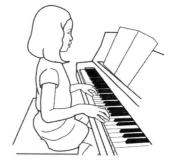

性成熟——达到生命中最大潜
能的时刻

仍然是个孩子，虽然可以演奏钢琴
（黑猩猩永远无法完成的任务），
未来成长仍有很大的潜力

更大的脑容量和更多的成长时间

人类有着巨大脑容量这个事实只能部分解释在潜能上与类人猿相比的巨大差异，同样重要的是人类达到发育里程碑的速度更慢。古尔德写道："人类婴儿是胚胎。"婴儿的大脑只有成人大脑的 23% 那么大，是所有哺乳动物中最小的。我们生下来就不完整，所以与其他哺乳动物相比需要更长的时间才能成熟。我们长得这么慢有什么好处吗？古尔德说我们的成长和大脑发育的缓慢为我们提供了超越其他任何生物的进化机会，并达到它们所不能达到的水平。

人类缓慢的发育速度使我们的大脑有了更全面和广泛的分化过程以及更复杂的能生成人类独特技能的结构。人类相对较慢的生长速度很好地利用了我们大脑体积更大的这个优势，让我们可以有很多年，甚至几十年的时间去让大脑发育。

不要太快完成

研究表明，加速健康宝宝的早期发育并不会为其整个发育过程带来有意义的变化。没有证据显示这些努力能给今后的生活带来更好的表现——甚至很有可能加速早期发育是不利的。如果一个孩子是有特殊需求的，他常常会落后于一项或多项发育里程碑。想让孩子尽快学会他落后的部分，让他加快步伐赶上其他人这种想法是可以理解的。但重要的不是发育里程碑本身，重要的是去如何引导孩子达到这个里程碑的整个过程。

在婴幼儿发育的月龄中，他们一直躺着，随意地移动，渐渐地掌握活动和其他技能，在这背后他们的大脑发生了极其丰富的活动。数以亿计的连接在大脑中形成：身体的图示慢慢形成，这些零碎的连接和片段（记住是分化）经过时间的推移会被整合成我们看到的发育里程碑和以后他们生命中的其他成就。

　　我们人类，无论是正常的还是有特殊需求的，都不会太早或太快完成发育和生长。我们不管是在思维、情感还是动作方面，都不会过早完成我们最终的模式，因为过快完成意味着低级和简单。这就是为什么我们达到了最高水平的成长和进化。通过"慢下来"和"不要太快完成"，我们留出足够的时间来发育出那些复杂的技能，并且可以继续发展出更多，这些技能在我们未来的一生中都会不断更新和提高。当我们帮助有特殊需求的孩子时，我们需要提供足够的时间，并对此过程不设时间限制，给孩子和他的大脑无数成长的选择。不管黑猩猩（或其他非灵长类动物）有多么熟练和聪明，它们的大脑和身体的成长极快，这意味着与人类相比，它们在生命周期内能获得的东西就会更少。

　　　　我们人类，无论是正常的还是有特殊需求的，都不会太早或太快完成发育和生长。我们不管是在思维、情感还是动作方面，都不会过早完成我们最终的模式，因为过快完成意味着低级和简单。

神经细胞的信号传递

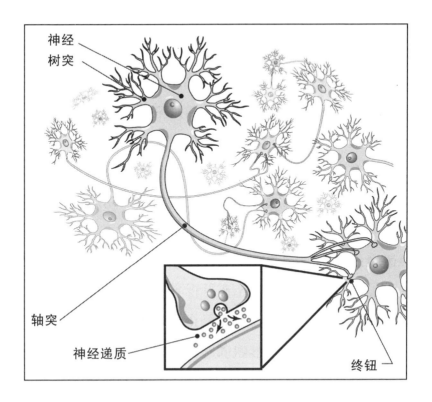

对"慢"的科学解释

当你的孩子慢下来并开始感觉、注意、能更好地感知到差异、在他活动和感受自己身体和周围环境时，实际上他身体的变化和生长已经立刻以一种惊人的速度开始发生了。轴突是被称为神经元的神经细胞的一个细长分支，它的延伸部分与脂肪物质绝缘，这就是能够使电信号传播得更快并可以与其他神经细胞交流的髓鞘。神经细胞通过轴突末端的树突相互连接和交流，它们看起来就像是向四面八方伸展的树枝。在分化的过程中，神经细胞之间产生大量的新连接；这些新连接有一部分会被大脑选去创造一个新的模式。而没有被选中的连接会随着时间而消失，这个过程被称作修剪。在孩子学习新技能的早期，就是建立新的模式时，他大脑里的新连接相当脆弱，直到与新技能相关的成长完成。在相关神经细胞的连接和髓鞘形成完成之前，它们仍然是脆弱的。在产生这段变化的时期里，"慢"和轻柔依然十分必要。

当你的孩子发现并完全掌握一项新技能时，代表着大脑中相关结构已经形成并足以让他控制并执行他学到的技能。只有这样你的孩子才能变快，这就是我为什么说"快只能让我们做我们已经知道的事"的原因。

莫山尼奇教授用让孩子"慢"的原则和过程设计了一个名为 Fast ForWord 的软件，帮助了无数孩子学习阅读和书写。莫山尼奇教授的团队发现 Fast ForWord 这个原本旨在帮助发展语言能力的软件，有许多意想不到的额外功能。比如自闭症的孩子使用它后，在听力、注意力、专注度和书写上都取得了进步；这也表明他们的大脑在改善时是一个整体。

"慢"的工具

孩子的"慢"从你开始，你是帮助他学习"慢"的榜样。"慢"是一种你和孩子一起成长的技能，慢慢地、慎重地和孩子做一件事需要技巧和掌控力。请记住，九大要素的任意一个在改善大脑时都是把大脑当作一个整体的。当你使用"慢"这个工具时，观察变化，任何变化，就是孩子的大脑会成长和进步的细微之处。注意最小的变化——很容易会被忽略，因为它们不是我们想要的最终结果。然而，就是这些大脑小小的进步和改变形成了所有主要变化的开始与核心。下面是一些帮助你把"慢"融入孩子生活的工具。

和你的孩子在一起：每天花 10 分钟陪孩子，关掉你的手机，离开电脑，放下正在读的书，关掉电视。你不是要去做饭、打扫或给孩子洗脸，带孩子开车也不算，因为你的注意力会被分散。你唯一要做的就是和孩子一起，在地毯上、床上、沙发上，或是在花园，在其他玩耍的地方。这 10 分钟内不要有其他的安排，就让"慢"填满你和孩子的周围。与此同时，在保证孩子安全的情况下让他和你一起，不管将会发生什么。让他成为主导，听他指挥。如果他只是想随便转转什么都不做，那就陪着他随便转转。如果他想靠在你身上玩你的头发，就陪着他。完全按照他的想法来。跟你的孩子，就你们两个人，待在一起。即使在最开始的时候会有些难，但之后就会发现做起来有多愉快和简单。"慢"是我们与生俱来的。

不加评价的观察：当你和孩子慢下来互动时，你就有机会注意到他以前从未被注意到的反应。当你不将他与其他人比较，也不试图改变或控制他时，你能更好地判断他对你和他一起做事的反应。你可以在喂他，帮他做作业，帮他穿衣服，给他洗澡或跟他一起做任何事的时候去观察。你会注意到他对这个世界的更多反应。这些丰富的信息能点亮你的大脑，帮助你更好地理解你的孩子。你越理解他，他的大脑就会在与你的互动中受益越多。你就像和自己宝宝一起游泳的海豚妈妈一样，海豚妈妈利用自己游泳时产生的水流帮助海豚宝宝学习游泳；这样逐渐地，海豚宝宝才能学会并独立开始游泳了。

哇，时间慢下来了：任何时候如果你的孩子做什么事情失败了，是他对这件事情还不太精通：比如他试着演奏一种乐器，试图阅读或书写，或试着用勺子自己吃饭。你会发现你的第一反应是加快速度并想强制他做他无法完成的那个活动。这是一个非常普遍的反应。但是记住，我们要追求卓越，而不是普遍。在这种失败的时刻，让你和孩子都慢下来，让这个动作慢下来。把你的动作慢下来，把对孩子说话的速度慢下来，把对孩子的动作慢下来。如果你的孩子做什么新动作的时候失败了，并试图非常快地尝试再做一次，让他慢下来之后再重新做。你甚至可能需要暂时不做这个，一会儿再尝试，但这时一定要使用"慢"这个要素。记住，当你让孩子慢下来的时候是在给他的大脑创造新的解决方案的机会。你和他都会立刻感受到变化，即使不会完全成功；这些变化都会让孩子在未来的某一时刻成功。

慢游戏：慢游戏的基本规则就是你和你的孩子做得慢——越慢越好。如果你们当中的某一个开始加快速度了，另一个的任务就是让他意识到这个现象。你可以在跟孩子玩拼图的时候做这个游戏——比如告诉他："你看我可以这么慢地把这块拼图放进去。"然后让他来做，对他说："让我们看看你能做得有多慢。"如果他做得很快，你要让他注意到，甚至可以轻轻抓着他的手引导他更慢。轮到你时，刻意加快速度让孩子有机会来纠正并告诉你慢一点。有可能需要重复很多次孩子才会精通这个游戏。慢慢地移动，做任何事都有目的地放慢，这比快速做完它需要付出更多的控制力和灵巧性。你也可以在系鞋带、松鞋带、骑三轮车或其他任何活动时加入慢游戏。

慢游戏在孩子卡住或不能完成某件事的时候格外管用。如果他太小了以至于无法理解或一开始不能慢下来，试着放慢他正在做或尝试做的活动的一部分动作。你先得慢下来，他才能模仿你。当孩子慢下来时，观察他的细微变化，或更明显的变化。你可能会注意到他肌张力的增加或降低，兴趣或专注度的提升，或协调性与思维的改善。

慢触摸：作为家长，你经常会触摸和移动你的孩子。这种触摸，对孩子的大脑生长非常重要。你可以通过我所说的慢触摸帮助他的大脑以非凡的方式转变。当触摸孩子的头发时，慢慢地移动你的手。你缓慢的移动和接触让他的大脑有机会去感受自己，并更清楚地注意到正在发生的事情。寻找一些你和他日常已经在做的互动，并使用这个方法。例如，放慢你的动作和触摸速度，在给他穿衣服时，或当你帮他从坐在轮椅上转移到躺在床上时，或者当你和他拍手或玩其他涉及触摸的游戏时。"慢"会放大孩子的体验，同时对你来说也一样，这样会帮助他的大脑注意到正在发生的事情，并对正在发生的事情更加投入。

慢慢地听：人类最重要的需求之一就是被看见，感受到我们被听到并被证实。很多有特殊需求的孩子与周围的成年人交流时特别困难。他们很难让别人理解他们以及他们的表现，尤其是当他们很难表达出自己的世界的时候。你的孩子需要你成为一个很好的倾听者。通过缓慢地倾听，你可以成为这样一个倾听者——不仅是要听他的字句，还要"听"他通过声音、动作、反应、表情、肢体语言和其他形式表达出的交流。要做到这一点，你首先需要在内心放慢自己的速度，平息内心可能的杂念。做几次缓慢的深呼吸，然后把注意力转移到孩子身上。想一想你的孩子通过他的语言或肢体语言，或者也许是通过他的动作或与你的互动想要表达什么。你可以通过改变与你的孩子说话的方式进行反馈，表示你理解与他的交流内容。或者你也可以和你的孩子一起，用一种爱的、有趣的方式来模仿他的交流。或者你可以简单地问他，这是否是他想要表达的。孩子的回应会让你明白你对他的理解是否是正确的。当你理解正确时，他会立刻放松下来，变得反应更快和沟通能力更强，甚至更有趣。如果你没有理解正确，他可能会退缩或心烦意乱，甚至生气。在这个时候，继续缓慢地倾听，直到你感觉到你和孩子在沟通。

做善良的大师：当你的孩子失败的时候他是知道的。孩子们的内心会感到困难和困惑，当他们不能达到周围大人的要求时他们自己是有明确意识的。慷慨一些，善良一些，做"慢家长联盟"（League of Slow Parents）的一员。告诉孩子，"慢慢做，不用急，别害怕"，放心，我的意思不是你应该在他并没有成功的时候告诉她成功了。不要在他知道自己并没有做好的情况下用正强化的方式让他开心，这只会让他的大脑分心和困惑。真实且善良地对待你的孩子。用"慢"来帮助他，让他挨着你，用你的身体去轻轻引导他慢下来。当你做这些的时候，你在向孩子传达："你本来就很好，你做得很好，你是安全的。"当你的孩子感觉到被爱、被接受和安全的时候，他的大脑就会有机会变成一个强大的学习机器。

6　要素三：变化

大自然是少数几个法则的无限叠加与组合。大自然
用无穷的变化赋予我们这古老而熟悉的自然界以生
命活力。

——拉尔夫·爱默生

本章我们将要介绍如何突破我们习以为常
的定势，为大脑的发育提供多种变化的
机会。我们所说的变化（Variation）包含两种：
第一种是在我们做什么中寻求变化；第二种是在我
们怎样做中寻求变化。让我们举例子来说明一下这
两种变化。比如，按照通常的日程安排，你每周一
会带孩子去言语治疗师那里，但是这次你却开车穿
过城镇带孩子去玩了，这是第一种变化。通常你会
用勺子来喂孩子吃饭，但是你改变了通常的做法，
让孩子用手来吃饭，这就是第二种变化。这两个例

子说明了我们该如何运用变化这个概念来帮助那些有特殊需求的孩子。

变化有助于大脑的发育成长

儿童时期，大脑的发育是一项巨大的工程。在生命之初的 3 年，大脑容量将会增长 4 倍，达到成人大脑容量的 80%。在这个时期，大脑容量的增加主要是由于神经细胞之间连接数量的增加。通过神经细胞之间的连接，大脑开始了自我神经组织和神经网络的建构，从而绘制出人体及其运动的神经网络，进而形成认知结构，以及产生情绪。

大脑的惊人成长和发育过程是通过对新事物、新思想、新生活、新环境和新的行为方式的感知而发生的。而这些吸引孩子感知和注意的新奇特事物就是我在本章所要讲述的变化之源。当你让孩子以一种全新的或者不同以往的方式做日常活动时，你就给孩子的生活带来了变化。而这种体验会让孩子体会到新奇和特别。这种由于差异或者不同所带给孩子的感知体验将会为孩子的大脑发育提供和创造新的可能性。当我们与孩子玩耍互动的时候，为了让孩子的大脑感知更多的差异与变化，最好的做法就是有意识地为孩子创造和引入变化！这种方法正是本章要讲述的内容——寻求变化。也就是在儿童脑发育的关键期为孩子有意识地创造差异和变化，促进他们大脑感知并利用差异。在这里我们将会探索从不可能变为可能的方法，为这一挑战找到独特的解决方案。

大脑的惊人成长和发育过程是通过对新事物、新思想、新生活、新环境和新的行为方式的感知而发生的。

变化无处不在

变化就在我们的身边，它存在于我们看到、听到、闻到、品尝以及感觉到的每一件事情之中。变化也同样存在于我们自身之中：我们有不同的思想观点、我们体验到的不同的情绪情感，以及我们处于不同的运动之中。变化甚至存在于那些我们已经完全掌握并且做得很好的活动之中，比如行走。行走这个活动看起来很简单，虽然行走的脚步看起来好像是一样的，可事实上没有任何两步是完全相同的。我们的大脑正是在我们行走时不断获取这些不同脚步的新信息，组织加工每一步动作，然后把我们的动作整合成一个不断变化的整体。大脑本身就是在这种变化中不断地创造和生成。

如果我们消除了我们身边所有发生的变化，我们实际上将无法工作和运转。如果你身处于一切都一成不变的地方，就像在暴风雪中滑雪者可能遇到的那种情景，您会失去深度知觉；光线会使周围的环境看起来差不多，使你无法区分什么是上坡，什么是下坡，让你无法判断你离物体有多远。

如果我们的生活中没有任何变化，那这种景象是难以想象的。同样对我们人类的大脑来说，如果缺乏足够的变化刺激，那么大脑的功能也不会得到充分的开发。儿童的大脑需要丰富的变化刺激才能获得充分的发育。一个发育良好、健康的孩子也会自发地在运动、思想、情感和情绪等方面产生巨大的变化。

具有特殊需求的孩子，往往由于其自身发育状况和特点所致，他们本身缺乏自发产生变化的能力。例如，自闭症谱系障碍孩子的强迫性持续言语行为，就其本质而言，它剥夺了大脑接收健康发育和成长所需的变化和信息。对于有强迫性持续言语行为的孩子，我们通常会从表面上去思考问题，通常的解决方案是帮助孩子摆脱强迫性持续言语行为的症状。但事实上，缺乏变化才是最具破坏性的核心问题，是解决强迫性持续言语行为问题的根本。本章的目标和任务就是要帮助这些孩子们，为他们提供成长发育所需要的变化刺激，而这些变化刺激依靠他们自身的能力是无法产生和实现的。一个令人欣慰的消息是，变化其实很容易产生并引入孩子们身上。

> **具有特殊需求的孩子，往往由于其自身发育状况和特点所致，他们本身缺乏自发产生变化的能力。**

下面这个故事向我们讲述了变化的重要性：迈克尔是一个在早期生活经历中遭遇"变化剥夺"的孩子，这个故事将讲述变化剥夺对他产生了怎样的限制和影响，以及我所说的"九大要素"之一的"变化"如何为他引入大脑发育所需要的变化刺激，又是如何为他的大脑提供了他所需要的构造发育蓝图的能力。

支具中的男孩

迈克尔出生时，被医生诊断为髋关节脱位，也称为发育性髋关节发育不良（DDH）。由于他的髋臼尚未完全成形，所以医生为他定制了一个康复支具，将股骨头固定在髋臼中，以期让髋关节得到正常发育。迈克尔从出生后 3 周到 10 个月这段时间都生活在这个康复支具中。

当迈克尔的支具被去除的时候，他的骨盆看起来很好，但他却不能移动。我第一次见到他是在他 13 个月大的时候，当时他不能从仰卧位翻到俯卧位，也不会从俯卧位翻到仰卧位。他不能自己坐起来，更不会爬。由于迈克尔出现了这些问题，他的父母为他请来一位物理治疗师。这位治疗师将同迈克尔在一起训练几个星期，帮助迈克尔做一系列机械重复性的康复训练，以帮助迈克尔学会翻身，学会坐起来，学会爬行。可是迈克尔的父母告诉我这个治疗最终并没有什么效果。

尽管迈克尔是一个健康聪明的小婴儿，但他对如何移动一无所知。当让他坐起来的时候，他能够抬起头，并且可以左右转动他的头。通常，当他挥动手臂时，会表现出一种兴奋、快速、拍打的动作，这个动作有些类似于自闭症儿童具有的动作。可是，他的腿、背和骨盆却是那么迟钝和僵硬。由于医生不能为迈克尔提供进一步的康复支持，他的父母变得非常担心和焦虑，他们开始尝试自己寻找解决方案。像许多有特殊需求的儿童父母一样，他们感到非常孤独、非常焦虑。似乎没有什么方案可以解释为什么迈克尔没有学会爬行。他们所咨询和请教的人给出了多种多样的建议，但是该如何从众多的建议中理出头绪，找到问题的答案呢？

> **尽管迈克尔是一个健康聪明的小婴儿，但他对如何移动一无所知。**

迈克尔的父母通过一个我们共同的朋友找到了我。在我们第一次见面的过程中，我仔细观察了迈克尔的脸，很显然他是一个健康、漂亮的孩子，我很想知道他为什么不知道如何移动。在仔细观察后，我产生了一个假设：那就是他的问题来自早期的康复支具。在他佩戴支具的时间里，婴儿期他所有的常规运动、随意动作，以及他背部、腹部、胸部和腿部不断变化的自主运动都受到支具的限制，从而无法得到发育和发展。他也因此错过了他身体不同部位之间在动态关联移动中可能出现的大量变化，如果他当时能自由移动，他就会体验和感觉到这些变化，同时还有那些被支具覆盖的身体部位也因此而缺乏了被支持和触摸的感觉体验。错过了无数的感觉——变化——这本应该来自自由的运动和触摸，他的大脑无法绘制出他的身体及其运动的神经回路。由于支具阻碍了早期发育中随意和探索性的运动和感觉，迈克尔的大脑很可能只是知道他的腿、背部和骨盆在那里。

我在想象他过去是怎样一种状态，他的大脑在发育的早期被如此限制并且还持续了这么长的时间。这影响了大脑接收正常运动的变化，从而让大脑错过了感受和发现身体的机会，更没有机会去探索身体能做些什么；而这为迈克尔带来的最终影响是他错过了自己身体和周围的世界建立联系的最佳时机。取而代之的是，他必须反复经历和体验支具所施加给他的限制和束缚。早期受限于支具中的生活和成长体验深深地映射在了迈克尔的大脑中，从而在他的大脑中构建了一个无形的限制的神经回路。虽然后来限制被去掉了，可是这种限制并没有因此而从他的大脑中去除。迈克尔仍旧继续像佩戴支具时那样活动，因为他的大脑失去了能做任何不同事情的信息。

> 早期受限于支具中的生活和成长体验深深地映射在了迈克尔的大脑中，从而在他的大脑中构建了一个无形的限制的神经回路。

迈克尔最迫切需要体验的是那些曾经在佩戴支具时错过的运动变化。我决定为迈克尔重新创造其中的一部分体验，而不是让迈克尔尽力学习他这个年龄的孩子所应该会的诸如爬行等的动作。我很想知道他的大脑是否在某一天会觉醒过来，开始全面而充分地认识和组织他的身体？我也想知道，一旦觉醒过来，他的大脑会不会形成新的神经通路来驱动他的身体更加灵活的运动呢？

首先，我开始非常轻柔地帮助迈克尔移动他的腿、骨盆、肋骨、腰、背和肩膀，让他身体的这些部位做一些微小的姿势移动，因为曾经在支具中他无法这样移动这些部位。我尝试促进他的大脑和身体之间进行交流与沟通，让他的大脑感知到他身体的存在，以及他的身体可以做出不同的姿势动作。最初，他的身体僵硬而且没有反应。这说明，我们的努力并没有促进他的身体与大脑建立连接。他不能在我手的指引下听从我的指挥。我深刻地意识到曾经的支具对于迈克尔的影响，即使这个有形限制已经不复存在了，可是那无形的束缚依旧存在。我尽量让我们的动作幅度很小，尽量让他感觉像还在那个支具中一样。我总是小心翼翼地确保我所带领他做的动作没有超出他的舒适区和感知范围。为了帮助迈克尔的大脑觉醒起来，我继续引导他做更多微小的动作变化。很快，我发现他的大脑好像到达了一个转折点，他的表情变得轻松愉悦起来。他已经注意和感知到了这一系列微小而轻柔的动作。很快，那曾经束缚他的无形桎梏好像消融了，他的身体开始变得柔软和灵活。

> 我总是小心翼翼地确保我所带领他做的动作没有超出他的舒适区和感知范围。

天大的惊喜

第一节课经过最初 20 分钟的训练后，迈克尔的腰感觉到了"生机"且充满了活力。他的大脑与腰部建立了连接，随后这两者与身体的其他部位建立了新的连接：头部、肩膀、手臂、骨盆、腿和脚。我决定看看迈克尔是否准备好了接受这些变化——这些建立在大脑和身体之间的充满生命活力的新连接——对迈克尔来说，把这些新连接综合起来就会成为一个可辨别和有意识的行为。我小心地让他翻身俯卧，帮助他提起他的骨盆，让他的膝盖弯曲在他身体下面呈半跪的姿势，我希望我们这样的动作可以让他对我们一起"跳的这支舞"感到舒适和专注。

几秒钟后，他抬起头和肩膀，伸直双臂。迈克尔现在四肢着地支撑着自己！我不知道他接下来会做什么，也不知道他会在这些变化中走多远。我静静地观察和等待着。

迈克尔四肢支撑着持续了一会儿。我明显意识到他完全不知道自己能完成这个姿势动作，这对他来说是全新的体验。他开始意识到他很强健，我相信他能在这个姿势动作基础上做一些其他的动作，所以我开始一点点、非常轻柔地前后摇晃他。这样，迈克尔可以感受和体验在他的膝盖和双手之间来回移动重心，这些正是他所需要的。几秒钟之内，他开始试探性地抬起一只手向前移动，然后抬起对面的一只膝盖向前移动，然后另一只手向前移动，另一只膝盖向前移动。这是迈克尔生平第一次爬行，他正在自己尝试着爬行，他正在走出他脑海中那个"无形"的束缚。

迈克尔的大脑正在经历和体验由于微小的动作改变所体验到的丰富变化与不同，而与此同时，迈克尔的大脑中，数十亿个我们肉眼看不见的神经元正在处理和加工这些感觉，创造新的神经连接和高级组织模式，并绘制出更强运动能力的神经沟回。我相信，在我们外部观察者能够看到这些明显的动作变化之前很久的一段时间里，他的大脑内部一直在以惊人的速度经历着剧烈的变化。改变总是来自孩子自身。具有特殊需求的孩子自身的限制阻碍了他们能体验到的变化，而这进一步为他的大脑创造了一个"无形的枷锁"。这种限制使得这些有特殊需求孩子的大脑很困难，甚至不可能像正常孩子的大脑那样发育和体验变化。但是，无论孩子身上有什么样的限制，可能是肌肉痉挛，抑或是脑瘫，或是自闭症孩子的强迫，我们都能够将变化引入，以减少或消除对孩子发展的限制性影响。变化有助于大脑完成它的使命，发挥它的功能。

科学告诉我们关于变化的重要性

有两项关于变化的科学研究，一项是针对老鼠进行的研究，一项是针对人进行的研究。这两项研究向我们表明了变化的重要价值，变化不仅有助于脑神经细胞突触的增多，还有助于促进技能的习得。

1990 年，一组脑科学家建立了一个非常有趣的研究项目，这个项目的研究对象是 4 组独立的成年大鼠，每组老鼠都从事着不同的活动。下面是每组老鼠的具体活动情况。

· 强制锻炼组：这组老鼠每天被强制放在跑步机上运动 60 分钟。该组运动方式是强制性的。

· 自愿锻炼组：这组老鼠的笼子里放有跑步机，它们可以频繁地到跑步机上运动，这组运动完全是自愿的。

· 杂技演员组：这组老鼠的生活环境是一个充满复杂障碍物的空间。这些障碍物给老鼠们带来了丰富的活动方式，但不会对体能构成挑战。

· 土豆笼组：这组老鼠没有锻炼的机会。

在此项研究中，研究人员旨在观察四组老鼠中的两个变量：①老鼠大脑血管的血流量；②老鼠大脑中每个神经元的突触数量，即大脑中每个神经元的连接数量。

研究结果令人感到非常惊讶。强迫锻炼组的老鼠脑血管血流量值是最高的。另外，杂技演员小组的老鼠（处在具有更多活动变化的环境中）在每个神经细胞增加的突触数量方面拥有最高的分值——建立了最多数量的新的神经连接。

从这些研究中，我们可以了解更多有关于人类发展的可能性，而这对于我们怎样协助那些具有特殊需求孩子的大脑发育非常有帮助。

当我们关注现在孩子们在学校的教育方式、成人在工作场所的培训方式或者不同治疗方法如何实施时，我们可能已经或明或隐地建立了一个假设：获得技能的最好方法是尽可能将目标和关注点放在那些人们所不知道、当下不能做好的或者可能根本做不到的事情上。教师、培训师或治疗师尽可能地将关注点聚焦在要学习的内容上，同时排除或最小化与目标的变化或差异。

研究人员希林及其同事们指出，在许多关于组织学习的研究中，有一个隐含的假设，即通过专业化可以使学习效率达到最大化。这个理念是，我们越是把焦点聚焦在某项特定的任务上，我们的成绩或者绩效就会提高得越快。希林及其同事们对 3 种学习方法进行了比较：专业化学习没有变化和差异；在相关的变化和差异中学习；在不相关的变化和差异中学习。他们研究分析的目的是要了解每一种学习方法将如何影响学习过程。

这项研究是让参与者们学习一种叫作"GO"的战略性棋盘游戏。研究人员监测了 3 组参与者的学习效率。第 1 组只是单纯练习这个"GO"棋盘游戏，没有任何变化。第 2 组参与者在练习"GO"这个棋盘游戏的同时，还会玩另外一个相似的战略棋盘游戏"Reversi"，这两种游戏之间具有一定的相关变化（我称之为"以不同的方式做相同的事情"）。第 3 组参与者在练习"GO"这个棋盘游戏的同时，还会练习一个不相关的战略纸牌游戏"Cribbage"，它构成了不相关的变化学习（我称之为"做完全不同的事情"）。

希林的研究小组发现：没有任何变化的第 1 组和没有相关变

化的第 3 组具有相同的学习效率；而具有相关变化的第 2 组，也就是以不同的方式做相同的事情，具有最高的学习效率。事实上，这一组的学习速率显著超过了其他 2 个小组。

针对这个研究结果，一种解释是相关的变化为大脑提供了丰富的体验和信息，而这会帮助参与者进一步学习这个游戏。这就是我所说的"边缘分化（Differentiation Around the Edges）"，通过在我们已经知道的事情边缘继续分化，创造新的信息小碎片。从另外一方面看，专业化学习将关注点聚焦在所期望的学习领域上，这限制了大脑创造新信息的能力，进而降低了大脑的学习能力。

我们在这里讨论的"专业化"是指尽力让一个孩子学习一些他目前无法做到的事情，通过专注于要学习的内容，并进行多次、很多次的重复学习和训练。这就如同上面研究中的第一组参与者一样，他们仅仅学习游戏"GO"，没有其他变化。对于有特殊需求的孩子来说，这种方法只适合在他们的能力已经接近要学习的事情时才能起作用；同时，这样的训练往往会产生一个较差的学习成绩或表现（译者按：因为孩子反复做的是他们目前做不到的事情）。例如，孩子可能在学习爬行，但没办法爬得很好；和学习内容"相关的变化"——即边缘分化——为孩子学习提供了特别的挑战，而这个挑战本身与他目前能够做的技能方面存在一定程度的变化或者差异。这一变化或差异与他已经具备的技能相结合，为他提供了一个可以获得更高水平学业表现的桥梁，甚至可以让他掌握一项他以前无法做到的全新技能。第三种方法——不相关的变化，就像是试图让一个具有特殊需求的孩子做一些目前由于他自身的限制完全不能完成的事情。例如让孩子爬行，但是由于他自身条件的限制，他的大脑无法发展出爬行所需的基本技能或者要素。他可能甚至连前后翻身都做不到。这种方法常常是无效的，甚至是适得其反的。因为当成人带着他学习爬行的时候，这种缺乏序列、杂乱无章的运动模式会在孩子的大脑中形成异常的神经沟回。

如果你想使用"边缘分化"这种学习方法，你首先需要设计出预期学习目标所必需的相关技能或要素。这些技能或要素是孩子大脑成长发育过程中所缺失的，并且通过重复练习无法获得的。如果能够为孩子提供足够多的变化，让这些变化可以非常接近孩子目前所能达到的水平，即使这些变化可能很有限或者很超前，那么孩子的大脑都会自发地利用这些他所需要的变化。因为这些变化或差异正是他成长发育中错过的碎片，这些错过的信息会帮助孩子产生新的信息流。有了这些新的信息流，大脑就可以将孩子从现在的发展水平推进到属于他的下一级发展水平。

下面我们介绍一些引入变化的方法。这将帮助你更好地将上述概念应用于与孩子的日常互动活动中。

"变化"的工具

为孩子的生活引入一些变化不仅可以帮助孩子们获得预期的改变，同时这本身也是非常有趣的事情。哪怕是一些微小的改变都可以促进孩子大脑神经细胞突触的增加。随着神经细胞突触的增加，神经细胞之间的连接数量也会增加，这会进一步扩展孩子学习新事物、适应新环境的潜能。

在孩子运动的边缘轻推： "在边缘轻推"的含义就是：我们

在孩子可以自己完成的事情上或者需要我们稍加辅助就可以完成的事情上引入一些"变化"。每当您为孩子哪怕只是引入一些微小的变化的时候，都能为孩子大脑的内部建立一个新连接或者创造一个新模式，进而提供一个新的发展可能。在边缘轻推的理论建立在以下的事实基础上：当我们从孩子已经掌握的技能开始教，和他能充分感受到的状态下开始教他。这样孩子学习时的感受总是简单和轻松的，因此可以使孩子学习到新技能的可能性更大和学习效率更高。而在边缘轻推的理论也同时发挥了这个规律的优势，因为这样会让孩子们得到最大的激励从而能投入你与他要做的事情中，而不是他被动地配合，或者觉得太过困难而从一开始就抵抗。你可以把变化引入孩子们的身体运动中来，也可以引入认知、情感和社会交往方面的活动中来。变化往往都是从微小、细微处开始，配合着密切关注和观察他们的面部表情、声音或者动作方式的变化，我们可以判断出他们是否投入或者参与了改变。

> "在边缘轻推"的含义就是：我们在孩子可以自己完成的事情上或者需要我们稍加辅助就可以完成的事情上引入一些"变化"。

让我们举例说明如何在实践中实施这个方法。比如有一个孩子，我们想要改善他手的协调方面的问题。首先，记着我们为这个孩子设定一个对他来说非常容易完成的任务。比如说我们让他去捡起一个中型的玩具汽车，这个汽车比他的手掌小一点，但他只能用非常僵硬和费力的方式把车捡起来，我们可以在和他玩的过程中让他尝试完成各种变化的任务。首先，开心地让他用右手把玩具汽车捡起来，但一定要确保这个汽车的尺寸不要超过他的手能轻松捡起来的大小。在他把汽车捡起来以后，我们再让他把汽车扔掉。然后，我们让他用比以前更大的抓握力把玩具汽车捡起来。当他拿起汽车时，我们要轻轻地握住他的手，说："用力……握紧一些。"我们就这样让孩子在这种一会儿轻轻抓握，一会用力抓握的回合中去提升他的手的协调能力。

接下来的变化是，我们要让这个孩子用双手捡起这个玩具汽车，但是要求他的手掌和手指要保持伸直。接下来的任务变化是让他脱下鞋，尽力用他的双脚来捡起这个汽车；然后换成用他的一只手和一只脚来捡起这个汽车；再接下来，让他尝试只用每只手的 3 个手指来捡起汽车。

接下来，我们进一步为他的任务引入变化。我们可以尝试让他在不同情况下捡起玩具汽车，比如让他站着的时候、坐着的时候、躺着的时候、趴着的时候，等等。然后让他只用右手举起汽车，并让他自己去注意观察这个动作是否完成得好一点了，是否控制得更好了。记住，我们不要对他的动作给予评价，要让他自己去发现和感受。

对于行为存在问题的孩子，我们也可以对其进行类似的变化干预。比如，如果你的孩子有发脾气和大喊大叫的行为倾向，在他没有发脾气、大喊大叫的时候，你可以在和他玩的时候，尝试让他发出不同音量的声音（变化）。你可以有意地让他不断加大发音的音量，直至最后让他的音量达到最大。然后，你继续让他试着发出比较柔和的声音。比如，你们可以一起尝试着在闭嘴、张嘴、躺下、左右翻滚、坐着、站着、跑着、跳着等不同姿势下发出声音。这样一旦他发脾气了，你就可以让他改变发脾气的方式，比如让他用大声喊叫、柔和的声音、张嘴、闭嘴等方式来表达自己的情绪。而这么做的结果可能就是他的脾气很快就会消失。

请从始至终关注你最初的干预目标，并在这个目标边缘适当的地方轻轻推一下，从而为孩子大脑发育提供一些体验变化和不同的机会，促进大脑接受新的信息，形成新的认知模式以及更全面地对身体图示的构化。

你的孩子能做的任何动作，或者你能和你孩子一起做的任何动作，都是充满变化的。你不需要创造一个新的治疗方法，或者特意为此而留出专门的时间。变化很容易被引入几乎每一个你已经和你的孩子或你的孩子自己做的日常活动中：穿衣、画画、换尿布、吃饭、洗澡等。任何活动的变化都会增加孩子大脑中的分化和复杂性，从而导致更好的运动控制，更好的智力能力，和一个更快乐的孩子。

相信微小的改变： 一些父母最初可能对于放弃那些常规的训练项目很担心，如重复性的训练和治疗项目，以及那些目前所遵循的常规训练原理，比如强制性地训练和以让孩子训练他们目前无法完成的事情为目标的治疗。有些父母也可能不愿意为那些或多或少对孩子已经有一定效果的训练引入变化，他们怕这样会打乱孩子的节奏，反而失去已经取得的效果。如果你发现自己有这种感觉，那就请你尝试用极其微小的节奏试着在边缘轻推一下。试着只做一天，停止你一直在做的练习，只花 5~10 分钟，一天内做 3~4 次，来试验一下我前面描述的具有变化的动作，并且密切关注孩子所发生的任何积极变化；然后再试着用 1 周的时间来继续尝试变化，同时注意避免更多的那种预先设计好的治疗策略（译者按，即前面提到的每天重复练习、反复练习不会的动作等）。当你看到你的孩子有了更多的变化，比如他变得越来越快乐，那么请你逐渐把变化引入到你和他所做的其他事情中。这种方法可以运用到他的任何方面，即便是在那些结构化的治疗和训练中都可以运用。

跟随孩子的引领：当你的孩子在运动中逐步获得更多的自由时，他就会开始自发地改变自己做的事情。这种不仅可以是他身体、手臂、腿、头部、肩部或背部的运动方面的改变，也可以是思想和想法方面，以及他的情感表达方面，或者与他人的互动等各个方面的改变。在这些时刻，你要像一个娴熟的舞者一样，一定要跟随你孩子的脚步引导，加入他的变化中。我们要学会灵活多变。例如，如果你的孩子通常非常安静和胆怯，可是突然间他大声表达自己，用手敲击地板，并且会用一种玩耍和放松的方式索要一些东西的时候，请你一定要加入进来，模仿他所做的。把你的声音提高一些，然后也用你的手轻柔地敲击地板。要与孩子成为玩伴，你们两个一起玩耍，你要听从他的引导和指挥。当他看到你加入他所做的事情，那是对他的一种肯定，这也会进一步推动他另外的变化。另一种跟随孩子引领的方法是描述他正在做的事情，比如："哦，你的手臂正举起来，越来越高，伸到了天空中了；现在你的手臂又放下来了，向下，向下……哦，你把手臂放在你的屁股上了！"我们要努力对孩子做的感兴趣，而不是试图按照他应该做什么的僵化观念来纠正他。

每个人都会犯错，不是吗？当你的孩子犯错的时候，不要试图去纠正他。是的，你没有读错：不要试图去纠正他。（当然，如果他的行为危及他自己或者其他人，那你一定要立刻阻止他。）很多时候，尽管他的错误在你看来是显而易见的，但他往往认识不到这一点：他不知道自己在做什么，他感觉不到！

我在这里要强调一下，当我告诉你不要试图纠正孩子的错误的时候，并不是要建议你忽略孩子所犯的错误，而是让你学会抓住机会把变化引入进来。这样你就会为孩子提供机会帮助他们意识到他们正在做的事情，并获得改进和提升的机会。把孩子的错误看作是一种丰富多彩的变化的资源，把他们的限制转化成一种可以把变化引入进来的机会，使他能够学习他所需要学习的东西。那我们该如何利用这些资源呢？你可以充分利用孩子所犯的任何错误，并将变化引入，进而帮助孩子感知到他实际正在做什么。通过这些变化的引入，你就会为孩子带来更多的自由和控制。

把孩子的错误看作是一种丰富多彩的变化资源。

善于提供变化： 当你孩子的大脑在创造或产生变化方面存在潜在困难时，我们更要将关注点放在他的大脑上，要让他的大脑更加熟练地从内部产生变化，并且能够整合来自外部产生的变化。变化之于大脑就像光之于眼睛：没有光，眼睛就看不见；没有变化，大脑就不能很好地学习或组织行动。自闭症谱系障碍儿童常常对于变化难以适应。他们通常对于变化或者改变有不良反应，尤其是在毫无征兆和预期的情况下所发生的变化或者改变。就好像他们的大脑已经被深深地印刻上一种强迫性或重复性的模式，并且很难改变这种模式。但是，幸好这些孩子大脑的那种僵硬刻板的认知模式在很大程度上是可以被识别出来的。当一个孩子存在一定强迫行为问题的时候，无论是情绪方面的、认知方面的，还是生理方面的，我们首先要做的是把变化引入他已经很熟悉并且很适应的那个领域。因为这些领域或许最有可能会成为他接受变化或改变的地方，我们要充分利用把握这些机会。

> 没有光，眼睛就看不见；没有变化，大脑就不能很好地学习或组织行动。

为了帮助改善孩子大脑产生变化的能力，我们通常选择从身体运动开始，这或许是最容易实施的地方。而选择确定一个你孩子已经可以很胜任的动作是非常重要的一步，这个动作一定是他所喜欢的，对他来说比较容易完成的，并且让他感觉安全舒适的。

例如，如果你的孩子喜欢拍手，即使他有点强迫性拍手，那这个动作很可能就是一个最好的开始点。你可以从模仿他的拍手动作开始，当他拍手时你也拍手，然后稍微改变一下节奏。或者你可以和他一起交互拍手，你可以轻轻地抓住他的右手，拍在你的右手上；如果他赤脚，你可以轻轻地抬起他的腿，用你的手拍在他的脚上，然后再拍到他的手上。所有这些动作都会为他的大脑带来变化刺激。其实，你这样做并不是为了让你的孩子更熟练地拍手，你是在为他提供体验变化的机会，让他的大脑能够感知和接收到更多的变化和差异，并且适应和接受变化。你这样做的时候，如果孩子抗拒或者不喜欢这些动作，那你就不要坚持做下去。你可以继续寻找其他机会，通过微小的变化让孩子体验和喜欢变化。

你所做的这些可以帮助孩子的大脑变得能更好、更熟练地产生变化。你在帮助孩子的大脑变得更好更强，使之变为一个能创造新的信息和超越其限制的大脑。

发现差异：有些孩子在学习上或认知能力上存在问题，这不是因为他们智力不够，而是因为他们的大脑不能感知到掌握这些技能所必需的变化或差异。感知差异的能力是获得学业成功和提升认知能力所必需的基本能力。为孩子引入变化可以帮助这些孩子的大脑感知到他们目前在视、听或感受方面无法察觉的差异，尽管这些差异对正常人来说是那么显而易见。

孩子无法感受差异变化的表现形式包括：当一个孩子具有阅读障碍问题的时候，他不能辨认出字母形状的不同，他无法感知到 p 和 q、W 和 M 的形状区别；或者他可能不知道从页面的右边到左边画一条线和从左边到右边画一条线之间的区别。

在遇到上述这些情况时，我通常采取的做法不是让孩子继续辨别字母和书写字母，相反我会选择简单的形状：一个点、一条直线和一条曲线。我让孩子仔细看我在纸上是如何慢慢画这些形状的，而且在我画每一个形状的时候，我会给每个形状命名。我会说，"点，直线，曲线。"然后我用手指在孩子的手背上画出这 3 种形状，并像之前一样分别命名。然后我让孩子躺下，闭上眼睛。我继续用手指画这 3 种形状，但这次不是按照固定的顺序，而是随机的，我会在他的手臂、脸、腹部或背部分别画。当我这样做的时候，我让他猜一猜每种形状。我也会改变形状的方向，例如从上到下或从下到上绘制晃动的线条，或水平、或垂直、或对角线绘制直线。和我一起做这个活动的孩子们已经非常擅长辨认他们身体上的不同形状，这促进了他们能够在纸上识别和绘制这些相同的形状的能力。

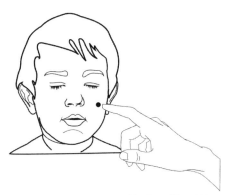

用你的指尖触摸孩子的脸，并迂回
一下画一个点

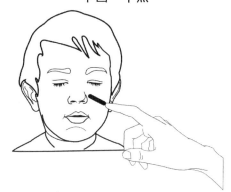

用你的手指在孩子脸上轻轻地缓慢地画一条直
线，同时问他："这是一个点还是一条直线？"

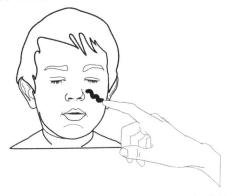

用你的手指在孩子脸上轻轻地缓慢地画一条曲线，同时问他：
"这是一个点，还是一条直线，还是一条曲线？"

通过这 3 种形状的组合，我们可以开始构造英语字母表中的所有字母。例如，一条直线可以变为"I"，一条波浪线可以变为"u"，依此类推。4 条对角线变成"W"，两条垂直线和两条对角线变成"M"。我也让孩子用他的身体做出上述这些形状，例如，站得像直线一样直；或者躺在地板上，像一条曲线一样弯曲；我可能会让他走直线，或者上下跳动找出点。这些变化为大脑提供了重要的感知区别，这为将来开始阅读和写作奠定了基础。

无论什么时候你把变化带给你的孩子，他的大脑都会开始感知差异，形成新的信息；由于这些新的信息，孩子大脑中将创造出一些新的东西。可以说，正在发生的事情将决定着事物的变化。一旦孩子们感受到由于变化所带来的自由和愉悦，那他们将会变得更加快乐、更加投入、更加机敏，他们会成为更好的学习者。

7

要素四：微妙

没有比温柔更坚强，也没有什么比真正的坚强更
温柔。

——圣弗朗西斯·德塞尔斯

字典中对于"微妙"一词的定义为"识别
并能分辨细微差异的能力"。正如在前
几章我与你们分享的在孩子们的故事中所观察到的
那样，大脑感知细微差异的能力是其产生新信息能
力的核心，这些新信息能够组织出新的、更精细的、
更精确的活动从而使孩子超越自身限制。无论这种
改变涉及的是孩子学习移动其身体部位，还是智力
水平的发展，又或是在他情感生活方面某些能力的
改善，这都是真的。对孩子最有帮助的是培养并赋
予他自发性地感知差异的能力。这正是本章中"微
妙"的出处。没有感知"微妙"的能力，孩子的大

脑将没有或只有非常少的新信息可用。在你和孩子的相处过程中越是微妙与轻柔的动作，无论是由成人主导的还是孩子自发性达成的，越能帮助孩子的大脑发展出感知能力与提高他解决问题、克服挑战的能力。让我们更进一步地去理解微妙与温柔的能力，看它们如何帮助孩子更好地察觉差异。

> 对孩子最有帮助的是培养并赋予他自发性地感知差异的能力。这正是本章中"微妙"的出处。

强度越大，感知微妙的能力越低

你应该也有过这样的经历：站在一间嘈杂的房间里，可能是在一个聚会或者是剧院的幕间休息期间，试图跟你的朋友继续交谈。经过几分钟恼人的尝试后，你们发现在人群的喧闹声中根本听不见对方的声音，所以你建议你们两人一起去外面更安静的环境交谈。即使到了外面，刚开始交谈时你发现自己还是在大声说话。但你很快就调整了自己的音量，你的朋友亦是如此。此时，你们的声音都更轻柔，语调更接近日常，包含上千种不同音调的变化、音量的高低以及微妙的表达。这样安静的气氛让你和朋友可以更加愉快的交流。

这样的经历就是生理心理学家韦伯（Weber）在一个多世纪前的发现：人们对于刺激物的敏感性（例子中所指的就是朋友的声音）会随着环境因素刺激强度（人群的嘈杂声）的增大而减弱（这被称为韦伯－费希纳定律，会在随后的内容中详细讨论）。

由于人群的喧闹，你很难听到你朋友的话；你也因为歇斯底里地用力发声而无法很好地传达对话中的细枝末节以及细微的个人思绪与情感。

韦伯－费希纳定律不光适用于听觉，它还适用于我们所有的感官系统。就好像烈日当头站在室外时，强烈的阳光（高强度刺激）使得你无法察觉到身边行人打开的手电筒灯光。我们对于较弱光源（手电筒灯光）的敏感度，又或者说我们自身感知细微差异的能力，也由于环境中存在更强的光源而减弱了。但在黑暗的环境中，手电筒的亮光却能立即吸引你的注意力。在完全黑暗的环境中，即使是点燃火柴那一刹那的火光也足以吸引你所有的注意力。同样的，当你的茶中已有 5 茶匙的糖时，此时即使再添加额外的 1/4 茶匙糖，你将不会辨别出甜味的不同。在举一个例子，当你搬运一个 10 磅（约 4.5 公斤）重的箱子上楼时，额外添加一张纸的重量对你而言是不会有感觉上的差别的。

你可以想象你正在做以下的实验：捡起并举着一本 2 磅（近 1 公斤）的书本，在上面放一支笔，你是否可以察觉到添加了一支笔后的重量变化？当然不会！因为此时为了举起书本，你的肌肉和关节处于紧绷的状态下，它们根本无法感受到一支笔这样轻微重量的增加。这是我第一次从费登奎斯博士那里学到的一个原则。你的大脑并不能感知到微妙的差异。现在把书放下，换作拿着一沓重 1 盎司（约 28 克）的信件，这时在其上放一支笔，你的大脑会立刻察觉到重量的变化。

如此简单却又如此强大——动作中的微妙

当我们在帮助孩子改善并超越现有限制，改善其身体动作或认知能力、情绪控制或者是社交能力时，我们首先要明白我们施与孩子任何的"过度的"外力或是孩子自身的过度用力都将使其察觉细微差异的能力减弱，而这将变成他进步的绊脚石。任何多于达成目标活动所需的"最小需求"的力量都会妨碍孩子的进步过程。越是帮助孩子创造感知细微的差异并能舒适地察觉更多差异的条件，减少被迫的或过度的努力，越是会帮助孩子的大脑改变与进步。来自父母或者孩子自身的任何强迫或过度的努力都会降低孩子的大脑察觉自身运动、思考、情绪上微小变化的能力，有时这会使孩子的进步变得很困难，甚至变得不可能。微妙——通过减少你和你孩子行动中的外力和自身的过度努力来增加"柔和"的程度——是可以在你和你孩子身上成倍地提高创造力和智力的最直接有效的方法之一。

> 越是帮助孩子去创造感知细微差异的条件……越是会帮助孩子的大脑改变与进步。

欢迎来到"慵懒的世界"

我第一次见莉莉时，她 3 岁。她娇小的身躯让人误以为她才刚刚 1 岁。莉莉的母亲与照看她的保姆非常爱护她，在我在观察莉莉与他们如何互动时，我发现莉莉的行为就如同一个小婴儿。

这一点我也从她妈妈那里得到了证实，莉莉在经过一系列的测试评估后被确定为她的发育停留在了 5 个月大的婴儿水平。莉莉是超早期的早产儿，并被诊断为严重的脑瘫。她的肌张力明显增高，屈肌主要受累，这使得她的肘部总是紧紧的屈曲着，手指呈紧握拳状；她的双下肢交叉并且伴随着一定程度的膝关节屈曲状态；腹部肌肉长期的收缩，非常紧张，因此将脊柱向前拉成圆背状，这使得莉莉无法支持自身的重量。此时的她没有自主的运动，她不能翻身至俯卧位趴着，甚至无法保持俯卧的姿势；大部分时间她都蜷缩着身体，非常的不舒服。当把她放在坐位的姿势时，她可以坐住，但需要付出极大的努力，才能勉强将自己保持坐位几秒钟，同时还是在极度圆背的状态下，然后就倒下了。她无法自主的使用上肢和手。她可以说话，但词汇量受限而且声音很弱，所以旁人经常无法理解她想表达的内容。

虽然有如此多的限制，但我看到她一直处于清醒状态，也对身边发生的事情表现得很感兴趣，她大大的棕色眼睛时刻观察着周围的一切。

我非常轻柔地将莉莉平躺放置于治疗台上。即使是在这个姿势下，她的肌肉还是非常紧缩的：她的腿还是屈曲着，由于肌肉张力高而抬离了桌面。她的上肢也屈曲着，紧贴着身体，腹部肌肉绷得紧紧的。她的大脑似乎不知道她已经躺下，不知道如何让她放松。

当我轻柔地试着微微移动她的左下肢时，她那收缩的肌肉变得更加紧绷，由于肌张力过高，她将自己缩成了一个球。我立即停止移动她直到她平静下来。接下来我又试着微微地、极其缓慢地移动她的骨盆，同样高强度的肌肉收缩还是发生了。我试过了很多不同的方法来观察莉莉是否可以在被移动时不再有这些反应。我将动作速度变得更慢，让自己的动作变得越来越微小。期间我还不断地与莉莉交谈，并竭尽所能地想办法帮助她让自己感到安全。但是一切都是无用的，她的肌肉还是随着每次微小的动作而收缩，就好像每当我试着移动她时，她的大脑被这种难以置信的、强力的、无分化的早期运动模式控制着——把她自己缩成一个球。

10 分钟后，我突然意识到她这种缩成一团的模式，这并不只是她脑瘫所导致的运动失调，这也是她学习运动的模式。我清楚地感受到莉莉非常想要移动，她非常想在我动她的时候帮我，使她的身体跟随我的引导，在她看来，她正在积极地参与。

我了解到莉莉已接受过近两年的治疗，这些治疗从一开始就让她进行仰卧到俯卧位翻身、支撑坐位的训练。治疗师想尽办法帮她打开双手并教她如何使用她的双手，甚至还曾企图让她自己站立起来。由于她严重的痉挛和紧张的情况，每当对莉莉进行这些动作时，她大脑唯一能做的就是用强直收缩这个无分化的模式：将自己缩成一个球。她已经将这种紧缩的模式与任何她自己的主动或被动运动方式联系在了一起。

剧烈的紧张——每次莉莉想主动运动或被动运动时产生的高强度的肌肉收缩——形成了一个恶性循环。高强度的肌肉收缩使得莉莉的大脑无法感知到任何差异，让她的大脑无法接受新的信息，从而使她的大脑无法使用这些新信息进行分化和进一步学习如何运动。

为了让莉莉有效地学习如何运动，我意识到我必须帮她去减少她在试图运动时过度的用力。注意到这点后，我知道我得想个办法让莉莉学习怎样试着不去动。她需要学习感知肌肉收缩与不收缩之间的不同，她的大脑要学习理解收缩很多，收缩很少，或什么都不收缩之间的不同。

所以我决定教莉莉如何变成一个"懒人"。她需要试着学习什么都不做，只有这样她才有机会去感受她自己和她身体的动作。

为此，我为莉莉编造了一个故事。我告诉她我的办公室是个很特别并与众不同的地方——是一个被称为"慵懒村"的地方。这是一个属于懒人的国度。我们说话都－非－常－的－慢，而且我们都基－本－上－不－动。我们都懒散地躺着，什么都不做。我俯下身，把头低到桌边，懒洋洋地躺在她旁边。莉莉觉得这很有趣。我用自己的声音、肢体动作以及言语来向她传达"慵懒"的含义，并示范如何去避免过度的"参与"。

过了一会儿，我告诉莉莉我要去移动她了，但我们这次都要"非常""非常"的懒。我开始很温柔地移动她的一条腿，就如之前一样，她的肌肉又一次立刻紧张起来。我立即停止了一切动作并用一种开玩笑的口吻对她说："嘿，你忘记了要变懒！"我尝试了各种不同的方法去移动她，每次都确保我的动作极其轻柔。在接下来与她的两次治疗课程期间，我都反复用懒洋洋的口吻提醒她"变懒"。直到有一次，当莉莉不自觉地将全身肌肉都绷紧后，她意识到了她这样紧绷一下之后就可以自主地放松了。那真是太令人振奋了，就如同一个奇迹发生了！到那周结束之前，我们还是反复地练习如何做"懒人"，让她在我移动她的时候什么都不做。随着练习的次数增多，莉莉做到了在我非常轻柔地对她做动作时不再强力地收缩自己的肌肉。这是她人生第一次感受到自己肢体不同的动作。此时，她的大脑以以前无法做到的方式开始进行感知和分化。

之后很快莉莉就学会了如何打开她的双手，开始能够抓握并玩小玩具。第一周的治疗完成后，她就可以自发地完成翻身，无论是仰卧至俯卧还是俯卧至仰卧，而且动作也变得精致和优雅。她的大脑正在将从微妙中产生的大量新信息整合到这些新技能中。

莉莉的家人在接下来的 3 年期间，不间断地带她来接受密集型的治疗课程，一次持续一周或两周。每一次见面，她都有新的进步。她学会了如何爬行，如何自己坐稳，并能够自由并非常灵巧地使用上肢与手部。她的清醒与爽朗的性格表现在她对玩耍和学习的强烈兴趣上。不仅仅是动作，她的言语也进步了，变得越来越清晰，声音也变得更加有力且具表达力。所有的改变与新技能都证实了莉莉的大脑能感知到微妙的差异，这也促成了一系列的进步：肢体控制得到改善，智力的发育以及情绪表达得更加丰富，同时莉莉也变得更加自信了。

我最后一次见到莉莉时，她已经可以自己拉着东西站起来，但还是无法完全控制她的双腿。这时她已经上学了，在学校里，她是一个非常聪明的学生。她的父母后来决定给她配了电动轮椅，主要是在学校里使用，她很喜欢，因为这可以方便她在教室中和教室之间更加轻便和快速地移动。在家时，她几乎不使用电动轮椅。父母也希望莉莉可以尽量保持现有的移动能力与独立性。

强大的"慵懒世界"

就像阳光的亮度掩盖了手电筒微弱的灯光，莉莉强烈的无意识的肌肉收缩限制了她受益于不同的治疗。从我的经验来说，孩子无论是患有自闭症谱系障碍、注意力缺陷多动障碍，还是其他疾病，在治疗过程中都需要"微妙"来帮助他们进步。当明确知道是强刺激限制莉莉感受动作中的微妙之处之后（她将自己缩成一个"球"），首要的目标就是去降低刺激的强度。我通过"懒惰村"的故事联想来帮助莉莉战胜她的限制，帮助她从无区分的强烈收缩到更有效、舒服、愉快、有趣和不用过度努力的学习感受。

你也可以使用"微妙"的力量（通过降低孩子正经历着的刺激的强度）来激活他的大脑并帮助他去区分并统合新的动作模式和能力。你仅仅需要做的就是找出你孩子正在经历的或过度用力的突破点，就是这个点限制了孩子的大脑察觉不同的能力且阻碍了他的成长。过度强烈的刺激可以以各种不同的形式存在，有些是发育性疾病的病症，另一些则是不同孩子独有的特征。患有注意力缺失症的孩子画画时可能力大到折断蜡笔。患有自闭症谱系障碍的孩子可能会很努力地去理解他人的要求，但他听到的声音强度对他而言可能像如雷贯耳，使他害怕到尖叫或有持续言语。患有脑瘫的孩子在学习如何使用助行器时肌张力增高而僵硬到无法移动双腿。这些例子都是你可以介绍"微妙"的绝佳时机，帮助他们减弱不必要的努力与刺激的强度并打开学习的新可能性的大门。

你，是感知微妙的那个人

要想有效地帮助孩子，请先将关注点放在自己身上。

当孩子有特殊需求时，这是需要行动的积极信号。每个关心这个孩子的人们都会理所应当的将关注点放在孩子身上。但我们时常忘了同等重要但不那么明显的原则：就是当你想要有效地帮助孩子时，请先将关注点放在自己身上。其中的奥妙在于你自己首先需变的"微妙"——无论是你的行动，你的思想，你的情绪，还是你的动作都需要变得更加敏锐。所有我认识或与找共事的人，包括我自己，都一定有着努力程度与强度上可减弱的空间，这也是增强我们自身（对孩子需求）敏感度与感知不同的能力的捷径。当你开始变得敏锐时，你将开始增加自身的敏感度和去感知的能力。只有这样，你才能更好地去感受你的孩子，去察觉他身体更加细微的改变，无论是动作、思想、情绪，还是他与你的关系、和他人的关系、或与周遭环境的关系。所有这些信息是你孩子当下立刻需求的"说明书"。你将会使用一种与你孩子相关的方式与其相处，关乎于他的感受和经历，而不是遵循你应该对孩子做什么或只是按照自然的反应行事。你会有更多的空间接收新信息，不管是来自你孩子的还是你自身的。你将会在帮助孩子改善上变得更加有创造力和更有效率。

你将开始增加自身的敏感度和去感知的能力。

当你自己变得更加"微妙"和敏感时，你将发现你会更加理解你的孩子。你高质量的动作、思考、情绪和表达会变成他学习的榜样，他会效仿你的"高微妙水平"来帮助自己的大脑降低会阻碍自身改善的不被所需的高强度。

数字的意义是什么？是心的"微妙"

我的客户时常对我说："安娜特，我看到了你的治疗对孩子的躯体与身体动作所起的作用，但我不明白它是如何去改善孩子的内心的。" 我经常被一些父母问起这个问题，即使他们孩子的认知能力已经得到了巨大改善：孩子开始会阅读，开始会书写，开始会算数，又或者对问题的理解力也已改善。

有一次，一个家长明白了其中的奥妙后，对我说："我知道之前为什么想不明白孩子心里发生了什么了，因为我们看不到内心，也触摸不到它，但是我能看到孩子的运动并且能够感受和触摸他的身体。"智力发展、情绪控制与身体的发育是一体的，只有可以察觉到微妙差异的大脑才能将信息组织整合成有效的活动（无论是身体活动还是心理活动）。莫山尼奇教授曾说过，"思考和组织动作一样都是大脑最为基本的运行过程"。

在我和孩子们几乎每一次的治疗课中，都有一些例子表明，在认知方面需要"微妙"来帮助孩子们感知差异和提高思维能力。约翰是几年前我治疗的一个被诊断为自闭症谱系障碍的孩子。第一次见到他时，他还是一个婴儿，现在已经是小学二年级的学生了。他各方面都很好，但唯独数学不是很好。我让约翰的妈妈把他的数学作业带来诊所，也观察了他计算数学题的过程。我很快就发现约翰完全不理解数字的含义和用途。他可以正确的识读数学符号，但仅此而已。我问约翰："你觉得这些数字是做什么用的？"他吃惊地看着我，回答说："我不知道。"我再次问他同样的问题，带着一点哄骗，这次他想了很久后，用很开心的语调回答我说："数学符号是老师用来问问题的。"

我说，"的确。那它们还有其他用处吗？"

他又想了一会儿，然后非常确信地回答我说："没有了。"

我突然有了个想法。我记得约翰的生日就快到了，所以我提议我们来假装为他的生日派对做计划。他喜欢这个提议，并说："我们先来计划一个小型的生日派对。"我说："那我们就先假设你只邀请一个朋友，这样可以吗？"

他回答："好的。"稍微带着点兴奋。

"那你将邀请哪一个朋友呢？"我问他。

"萨姆，我最好的朋友，"他回答。

我在纸上画上了约翰与萨姆并排站着。然后我问他："你的生日派对是否还需要一些派对小礼物呢？"

"当然！"这一次听起来他明显更有兴趣了："一组拼图加一小盒蜡笔。"

"你需要多少拼图呢？之后你和妈妈一起去超市购买时，你怎么知道多少套才足够呢？"

"那还不简单。"约翰回答说："我会给自己买一套，给萨姆买一套。"

我心想，太棒了！他理解数字"1"的含义了。我在画上的约翰和萨姆旁边各画上了一套拼图和一盒蜡笔。

我问约翰："纸上画的是你生日派对所有需要的，对吗？"他看了几秒后回答说是的。

我问约翰："你想不想邀请更多的朋友来参加你的生日派对呢？"他完全赞同，然后开始报其他想要邀请的朋友的名字，一个接一个。我在他说到第 8 个的名字时候打断了他："我觉得你已经邀请了很多朋友了。"然后我重新拿了一张纸，画上约翰与其他 8 个小朋友并写上他们的名字。然后我将两张纸同时拿给约翰看，并问他："你觉得两块拼图和一盒蜡笔对所有要来参加你生日派对的小朋友是否足够了呢？"

约翰看了下第一幅画，又看了看有 9 个小朋友的画，然后又回到第一幅画，说道："呀！好像不够所有人用。"

这下他开始理解数量不同之间的差异。所以我决定继续问他："那当你和妈妈去购物时，你需要买足够所有人的派对礼物，你怎么办呢？"紧接着我又问他："数字是做什么用的呢？"

约翰思考了几秒钟后，突然很吃惊地看向我说："数字是为了知道和妈妈一起去购物时要买多少派对礼物用的！"

"没错，"我说："数字告诉我们拥有多少某样东西，像是有多少小朋友参加你的生日派对，还有你或你弟弟拥有几辆玩具汽车。"

约翰对于自己的发现显得非常高兴，就好像他突然打开了一扇通往他意识活动的大门。在接下来的几次治疗课程中，他都执意做上几道数学题。他对我说："我喜欢数学！"之前对数学的恐惧和失败感有了 180 度的转变。

为了帮助约翰，我首先得明白他的问题到底是什么：他觉得数字仅仅是老师用来问问题的。然后我想了个办法来帮助他感受数字的真正意义，而不是给他更多已然知道他无法解答的数学题来练习。在此之前种种与数学的负面经历使得他的努力变得没有任何改变还充满压力，而这高强度的压力让他的大脑无法找到合适的方法。一旦我将他对数学的高强度压力感减弱，同时创造机会让他的大脑感受数量不同的差异，这对他而言就变得非常有意义了，他可以很快地将数字的概念与数量关联起来。约翰的大脑现在分化出了数量的模式、群组的模式以及与其对应数字（包括词汇与符号）的深层关系，其大脑正在"微妙"的帮助下从"无序"中找到了"有序"。

直觉的——反直觉的

"微妙"的本质时常是违反直觉的。当碰到阻碍时，我们的本能自然反应是更加用力。直到你对"微妙"有了直接的感受，了解到它的神奇力量，它如何妙不可言地影响你和孩子，才会使它成为你新的天性。随着你减少自己的，以及自己与孩子接触过程中的力与强度的时候，你将会感受到更多，并能注意到越来越细微的差别，这些都是你之前感受不到的。

> 你将会感受到更多，并能注意到越来越细微的差别，这些都是之前你所感受不到的。

在此过程中你获得的回报是会变得更加有直觉，我不是在说那种通常概念上的直觉，我所指的是你的大脑具备在不管任何时刻都可以生成并整合大量即时信息的能力的直觉，这种直觉引导你更清楚地知道你的孩子什么时候具备了学新东西的能力，以及什么状态下他不具备这种能力。直觉帮助你明白何时孩子"已经够了"，何时他被要求做的事可以给他力量，何时他的自我意识在被削弱。尽管这看似很矛盾，但不断丰富和完善你自己的感受，将成为你逻辑思维的重要补充资源，并为你的孩子服务。观察自己，并记录自己是否和何时开始感受到直觉的作用。你不必一开始就相信直觉，但是随着一次次的感受，注意一下你直觉的正确率是多少。随着时间的推移，你将学会整合不同的资源：你的逻辑思维、从其他人（尤其是专业人员）那里得到的信息以及你自己的感受与直觉。直觉成为你可以依赖的另一个工具，它可以帮助你在任何时候决定怎样做对你的孩子才是最好的选择。

科学如何解释“微妙”

正如本章之前提及的，韦伯－费希纳定律是已被证实了的神经生理学现象。它帮助我们理解为什么降低周遭环境的刺激强度可以帮助孩子更好地去感受差异。而这些感知到的差异是大脑工作的信息，是建立新的联系的信息，是把孩子从不可能变为可能的信息。

研究人员发现，婴儿识别差异的能力同样遵循韦伯－费希纳定律中应用于简单感觉的部分：婴儿在 6 个月大的时候就能注意到视觉和听觉元素中数量的差异，当这些差异与初始感受到的量相比显得足够大时。

韦伯－费希纳定律与后续围绕这一定律的研究都表明：当你想要帮助孩子提高他们的智力与其他能力时，家长、老师以及其他的专业人员都需要找到降低环境中刺激（干扰）强度的方法。一旦这样做了，许多差异就变得大到孩子可以感知的地步，大脑得到了它所需要的信息后，孩子就会变得更加聪明与灵巧。

"微妙"的工具

接下来我们将讨论一些可以改善"微妙"的工具，从而帮助你的孩子更好地感知差异。正如我们之前所讨论的，大脑越是可以察觉差异，就越是可能获得更充足的信息进行有效学习，孩子越能克服现有的限制。

需要改变的第一点： 无论你与你的孩子投入多少努力，他都停滞不前时，几乎可以肯定的是，他在他出现限制的方面没有感知到足够的差异或任何差异。他似乎看不到、听不到、感受不到或理解不了某些对你或其他人而言显而易见的差异。这个工具将带领你发觉孩子在哪些方面投入了过度的努力，或者你与其他人在哪里对孩子施加了过多压力。这些可能是过强的体力要求、来自你或孩子的强烈情绪反应或者认知上的过度投入，都会使孩子的大脑难于或根本不能去感知差异。切记，除非他能够感知到差异，否则差异对他来说根本不存在；除非他有机会感知到差异，否则他将无法学习和提高。所以，第一步就是要想办法降低刺激的强度。

做孩子的生命线： 把你自身丰富的感受和越来越细微的感知差异的能力当作你孩子大脑的生命线。同时你的这些能力也是孩子大脑能超越其挑战的能力。在"微妙"的发展过程中，你自身的进步和改变将服务于孩子的成长。你尽可能地减少自己行动中的那些不必要的努力的程度，将会立即反映在你孩子的学习和改变的能力上。

动作中的"微妙"： 对大部分人来说，降低身体动作中的过分用力是很简单的。让我们来做几个实验，下次当你开车时，试着减少你整个上肢到手指的抓握方向盘的力量，看看你最小能用多小的力量还能实现良好的驾驶；同样的，在洗碗时、早上穿衣时试一下；又或者你有运动的习惯，那就当你做瑜伽、晨跑、打网球时试一下；或当你想起来时，不论在干什么，试着减少动作上的投入。你会发现在动作力度上的减法会变成你感受上的加法，还会改善你的动作表现。

接触孩子时的"微妙"：当你和孩子有身体接触时，立即开始使用你新形成的微妙的技巧。你与孩子的每一个动作：换尿布、穿脱衣服、将他抱起或放下，或当你移动孩子或帮助孩子转换姿势时，请使用越来越小的力。注意孩子对于你更加"微妙"的反应。把它和"慢"结合起来——记着要素：慢，你会看到你孩子的大脑被"唤醒"更多，并开始改变。

情绪表达时的"微妙"：接下来在情绪表达时你也可以使用"微妙"。尝试在你与孩子的日常交流中减少你情绪表达强度的机会。你可以用柔和的语调、营造与孩子轻松自在的氛围或降低在任何时候你对孩子的那种强烈期待的程度。这不是指你要放弃孩子或对他的进步表现的漠不关心；恰恰相反，你降低自己的情绪表达强度后可以让自己与孩子变得更加和谐与同步，这样孩子才能和他自己的内在变化变得更加协调。

任何时候，你通过自己的思想、感情和行动，为孩子提供一个微妙的模式，他都会亲身体验到这种微妙。通过你，孩子将学习微妙，模仿和整合你带给她的一切。

更聪明地操作

既然"微妙"已经为你所用，通过它你可以更有效地观察孩子什么时候存在过度的力量和努力，什么时候他在试着改变并减少过度的付出与努力。任何时候当你感觉到他过度努力时，都把这当作一次培养她使用"微妙"的机会。

运动中的舒适：假如你的孩子在做某个动作时有困难，并存在过度用力的情况，想办法温柔地引导他减少用力。这可能需要改变现在孩子所处的姿势或体位，并转换到他能够减少用力的姿势或体位。

举一个例子，假设有个孩子经常绊倒或摔跤，走路时他的双脚总是离得很远，那就说明他在站立或行走时用到了过多的肌肉力量。此刻的他无法感受到双脚位置是正常的，还是分得很开或者离得很近之间的差别。他的过度用力就好像非常嘈杂的噪音，将他聆听大脑与关节肌肉间的温柔、精细的对话的能力给掩盖了，而这个对话的信息是他能够更好地完成运动所必需的。这时你可以通过一个游戏来帮助孩子将肌肉力量的强度降低，从而使他感觉到更精细的差异。比如，不采用站立位作为训练的起始动作，因为站立时他要用很大的力量避免自己摔倒。此时，如果采用坐位进行训练，他会减少过度用力并能感受到更多。要保证他感到舒适，他的双脚可以接触到地面上。让他看着自己的脚，并让他用自己的双手比画出双脚之间的距离，回答你这个距离有多大，不用在意他的回答精不精确。这时你可以将他的双手相互远离并对他说："现在你双手之间的距离增加了，它们离得更远了"；然后将双手靠近之后再说："现在你双手之间的距离缩短了，它们离得更近了"。然后让他将双手放下。

接下来让他把眼睛闭上，然后你轻轻地把他的双脚分开，但记得不要离得太远，要在他可以轻易做到和舒适的范围之内。记住，你是在帮助他从各个方面降低强度和过度的用力，从而让他能更好地感觉到自己在做什么。问他："你觉得呢？现在你的双脚是靠得更近了还是离得更远了呢？"不要在意他的回答是否正确，也不要特意纠正他，让他感觉到自己的感受，猜测自己的脚在哪里。然后让他睁开双眼看看自己双脚的位置。

再一次让他把眼睛闭上，把他的右脚移近左脚，然后问他："你感觉到我移动你的脚了吗？"很有可能孩子会回答："感觉到了"。再问他，"我是把它移近另一只脚了，还是把它移远了？"（要是孩子年纪太小不能理解，或是还不能用语言表达，那你就不要问问题，直接陈述你在做什么）。然后换另一只脚再重复一遍，每一次重复都确保你自己上肢与手给他的感觉输入更小了——用更小的力去移动孩子的脚。在此之后，让孩子自己移动自己的脚（左脚或右脚），然后告诉他用更大的力移动，之后用更小的力进行。

持续这个游戏大约 5 分钟后，让孩子站起来。给他一点时间去感受站立时是否有什么变化。多数情况下孩子的大脑会重新校准使其能更有效地使用双脚。接着在站立的状况下，重复刚才坐着时的步骤。要是孩子在站立的状况下重复以上步骤感觉到吃力时，那就让他坐下再重复 1 次。大约 10 分钟的游戏时间后，停止这个游戏并让孩子去自由活动。无论是什么情况，都不要向他指出他的脚现在是不是更近了（详见下一章）。

这个游戏有很多种变化，针对不同的动作或条件，目的都是为了减少过度的努力，让你的孩子能感觉到并注意到他所做事情的细微差别，让他的大脑有机会更好地组织他的动作。你会惊讶于他的大脑居然迅速地发现了多年来对他来说似乎遥不可及的东西。

懒人世界：为了帮助你的孩子在尝试移动时减少过度的力量和努力，你可以用语言鼓励他少努力一点。让他放心，少做些也没关系。如果你喜欢，你可以和他一起玩"懒人世界"的游戏，或者发明其他游戏，帮助他在移动时减少努力。例如，比赛谁是最后一个穿过房间的人。

情绪疏导：如果你的孩子在情绪上有过度用力的倾向——比如发脾气、捶自己的头或者陷入强迫性的重复行为——首先要知道这是一种无意识的、自发的行为。在那一刻，孩子产生的强烈情绪是如此之高，以至于他无法察觉任何差异或改变自己的行为。之后，当你的孩子平静下来的时候，和他一起坐下来，如果他允许的话，抱着他，给他讲一个他刚才发脾气时发生的事情的故事。使用温和的语气，不带任何批评的意思。比如，你可以说："还记得多快就暴躁了吗？你想看电视，妈妈说不行，该吃晚饭了。还记得你怎么大声说话的吗？"

当你非常温柔地说话时，你可以说："让我们试着大声一点，就一会儿，好吗？"然后，如果你的孩子没有表现出对这个想法的抵触，那就继续用更大的声音说话。然后让你的孩子也这样做。一旦他说了，你要说："好的，很好！"。接下来你再说："现在让我们用温柔的声音说"。来回转换的大声、小声说话，在响度上产生更小或更大的差异。通过微妙，你帮助你的孩子从自动、未分化的行为转变为有着更多的分化的感觉，引导他拥有更多的情感自由和选择。以后，当你看到你的孩子要发脾气时，提醒他想想"大声小声的游戏"。温柔而充满爱意地问他："你能大声点吗？现在可以小声点吗？"确保你的声音里没有嘲笑、讽刺或愤怒的痕迹。这样做可以帮助他的大脑从自动的、未分化的、无意识的、过度强烈的情感表达转变为更新的、更差异化的情感和更轻松的表达。

当你和你的孩子变得更擅长微妙的时候，你会感觉到更多，你孩子的大脑也会越来越善于感知差异。这些感知到的和感觉到的差异是你孩子的大脑将用来超越他目前的限制的信息。你会发现你的孩子变得更加聪明，更加机敏，学习能力也越来越强。过去的挣扎和痛苦将被喜悦和善于发现所取代。

8 要素五：热情

热情是富有感染力的，我们要做一个热情的传递者。

——苏珊·拉宾

我们通常把热情（enthusiasm）理解为一种令人愉悦快乐的感情，当某些事物让我们产生了愉悦快乐的情感体验，热情就产生了。"热情"这个词来源于古希腊语"enthousiasmos"，其含义为"上帝的鼓舞"。《韦氏大词典》将热情定义为"强烈的情感刺激"。当我们说一个人对某项运动或者活动产生强烈的兴趣时，我们常常会说"他是一名高尔夫爱好者"或"他是一名足球爱好者"。对于"热情"的定义在日常生活中已经达成了一种共识并被普遍接受，但是在本章中，我所提到的"热情"会与上面提到的含义稍有不同。

　　将热情作为一种技能，一种通过我们自身去激发和产生热情，然后用这种热情去引导和帮助孩子去突破自我极限的技能。将热情作为一种技能，这种技能体现了你的一种能力和意愿，那就是你是否愿意和有能力认可你的孩子所取得的每一个微小的改变，并且发自内心为孩子的进步感到喜悦，从内心深处去祝贺孩子所取得的进步和变化。以这个角度去理解，我们所做的并不是要给孩子不断的赞扬和鼓励，比如说"你做得真棒"或者"了不起孩子"等。也不是当孩子完成某些事物时为他们鼓掌或欢呼。在本章中，热情是开发我们内心深处去接纳和欣赏孩子的能力，要能够传递和表达出我们内心中对孩子们所取得的最微小变化和进步感到喜悦和欣赏的情感体验。

　　当你将自己内心的热情表达和传递给孩子的时候，即使你什么都不说，孩子也会感受到你的欣赏和喜悦。在我的临床工作中，我无数次地目睹了照护者和孩子之间这样的无声交流，这样的交流是鼓舞人心的，并且近年来的研究也证实了这一现象。1996年，帕尔玛大学的神经科学家贾科莫·里佐拉蒂发现了大脑中的镜像神经元，镜像神经元的活动机制不是通过概念推理，而是通过直接模仿来让我们领会别人的意思。镜像神经元的活动是通过感觉而非思想。在《纽约时报》的一篇文章中，科学作家桑德拉·布莱克斯利观察到：人类的大脑有多个镜像神经系统，这些镜像神经系统不仅负责执行人的行为动作，还负责理解他人的行为和意图，以及他人行为和情感的社会意义。

　　所有的这一切都意味着，你自身所传递出的热情将会深深地影响孩子的大脑。你巧妙地传递出那种对孩子的欣赏和喜悦之情将会有助于孩子注意到并感受到自身的变化以及自身的细微不同；而孩子从你那里所感受到的积极情绪，将会告知他的大脑，他所感知到的这些变化非常重要，他需要注意这些变化并且将其记入自己的大脑。换句话说，你所传递出的热情，诸如你的喜悦、欣赏和充满希望的感觉，孩子一定会感受到。我们必须要知道，孩子的大脑也一定会反映和接收到来自周围人的沮丧、绝望、失望、反对或者冷漠的情绪。所以，我们不能仅仅让孩子对自己感觉良好，我们更应该传递给孩子一种积极的情绪体验，这才是一个非常有意义的目标，这就是为什么向孩子传递热情是如此重要。

> 你巧妙地传递出那种对孩子的欣赏和喜悦之情将会有助于孩子注意到并感受到自身的变化以及自身的细微不同；而孩子从你那里所感受到的积极情绪，将会告知他的大脑，他所感知到这些变化非常重要，他需要注意这些变化并且将其记入自己的大脑。

快看我

当你注意到孩子身上细小的变化并在那一刻向孩子传递出一种积极的情绪时，你的积极情感就会把孩子的注意力焦点引导到一个重要的思想、感觉或动作上来。孩子的大脑每天都充斥着众多嘈杂叠加的信息，而这样做会帮助孩子的大脑感知到变化，并且让大脑将这些变化从信息嘈杂叠加的背景中区别出来。我们虽然并不知道哪一个微小的改变最终会对孩子未来的进步起重要作用，但是我们确切地知道，孩子的大脑发育需要无数个这样微小的差异刺激才能发展出新的能力。热情是帮助孩子的大脑感知差异的另外一种方法，而这些差异将成为孩子大脑运行和工作的信息来源。你对于孩子微小的改变所传递出的热情关注，将会让孩子更加容易注意到自身所发生的改变。如果没有你传递出的积极情绪，这些看似微不足道的变化可能会被孩子的大脑忽略，孩子也会因此会错失进步的机会。

> 热情是帮助孩子的大脑感知差异的另一种方法，而这些差异将成为孩子大脑运行和工作的信息来源。

我们会发现，在健康孩子的活动中，热情这种情绪随处可见。孩子们的热情可以表现为每当他们尝试一些新的事物或活动时，他们会变得非常兴奋，这会唤醒他们的大脑并引起大脑的注意。孩子内心自发产生的兴奋将帮助他们放大和突出他们感受到的变化，就好像我们向有特殊需求的孩子传递热情的效果是一样的。孩子们经常渴望找到一个可以分享这份热情的见证者，可是我们成人通常会认为这没有什么大不了的。比如，一个 3 岁大的孩子在纸上画了个东西，他会跑向他的妈妈，然后拉着妈妈的手说："妈妈，妈妈，快看，快看我画了什么！"而妈妈在纸上看到的是乱涂乱画，妈妈可能觉得没什么值得兴奋的。可是对于孩子来说，这可是一件大事，一件非常新奇的事。虽然这看起来是一件非常微不足道的小事，但是却可以影响孩子未来的绘图、书写能力，甚至在遥远的将来，他可能成为一名建筑师。他自身所产生的积极情绪会让他的大脑区分出这幅新画作，并在大脑中形成印迹。如果没有这种热情的激励，这幅画作可能不会留下任何深刻的记忆，也不会使大脑产生任何改变。记得有一次，在我散步时恰巧路过一个操场，我注意到一个小女孩倒挂在一个攀岩架上。当她倒挂的时候，她对她爸爸喊道："看，爸爸！快看我，看我！看我在做什么！"

这个小女孩对于自己能够倒挂感到非常兴奋，她想让爸爸注意到她，并希望可以感受到爸爸也同样的兴奋和热情，这样才会让她在大脑中深刻地记录这份成长经历。这样的画面和情景可能每天在全世界各地的操场上都在无数次地发生着。这里我们需要注意的是，这个小女孩对自己正在做的事情所自发产生的那份热情和兴奋，正是这种自发产生的热情和兴奋让孩子的大脑变的专注，并能够筛选出在那个时刻所发生的相关的神经连接。小女孩在倒挂的同时伴随着积极的情感体验，这可以唤醒她的大脑，并提示大脑这些是成功的神经连接，这些神经连接相比于其他神经连接更容易被选择记录下来。因此，这些神经连接可以更清晰、更有力地被印刻到大脑中，可以在未来被调用。而成人对孩子积极情感体验的参与也有助于孩子大脑的相关神经通路的建立。

这是真的吗

雅各布在出生时脑部受到损伤，导致他身体和认知上发育迟缓。我第一次见到他时，他只有 2 岁。当时他不会翻身俯卧，也不能适应俯卧位，双眼内斜视，不能保持坐位，也不会说话，或者做其他事情。可是在我给他进行训练的时候，我很高兴地注意到他似乎很享受和我在一起的时光。他很专注，反应也很快。在几节课之后，他的背部有了一些活动性，能够比较好得抬头，并且对周围环境的敏感性也提高了。当然，这些改变与同龄孩子的进步相比是非常微小的。因为像他一样的同龄孩子，这个时候已经可以跑来跑去，已经能够说话，做游戏，学会说"不"，有了自己的主见了。

通常，我在上课的时候，会让一位家长留在房间。在与雅各布上课时，雅各布的爸爸汤姆会留下来。汤姆非常了解和熟悉雅各布的一举一动，他对雅各布任何微小的变化都会传递出极大的喜悦和兴奋。对于汤姆来说，雅各布的任何微小变化，都能证明他的儿子是聪明的、有希望的孩子。汤姆是一个安静的人，在上课期间他几乎很少说话。但他会非常密切地关注孩子的进步，他对孩子的关心和爱是显而易见的。在每次课程结束后，他都会对儿子在课堂上的变化表达出非常积极的欣赏和喜悦。

雅各布的妈妈杰基深深地爱着雅各布，同时也有着强烈的责任感。但是她的风格和汤姆大不相同。她似乎总是意识到雅各布的限制和面临的挑战。雅各布所发生的改变似乎并没有给她带来任何欣喜、希望或宽慰。她当然也不会向雅各布传递任何积极的情感和欣赏。起初，我以为她是没有注意到雅各布的变化，所以我开始尝试向她指出这些变化。她完全承认这些变化，但对她来说，雅各布的这些小小的变化只是在不断提醒她，雅各布离他"应该"表现出的水平还差很远，而这种看法增加了她的挫败感。我完全理解她的感受，她目前只能看到雅各布的限制，她根本看不到微小变化的价值，不知道雅各布能拥有什么样的未来。

在几节课后，我注意到每当汤姆在场时，雅各布就会进步得更快。对于雅各布的任何改变，汤姆内心所传递出的喜悦和欣赏使得雅各布变得更加振作，并进一步增强了他对我课程反应的能力。可是，当杰基在房间里时，情况则完全相反，雅各布的大脑变得僵化而没有活力，仿佛在混凝土中拖拽他的大脑一样。雅各布变得胆怯、行动迟缓，甚至会停止活动。

从科学的视角上，我曾质疑我的直觉和判断。但是经过一段时间的实践，我不再质疑和否认，我认为向孩子传递喜悦和欣赏之情是决定一个孩子成功与否的关键因素。雅各布的父母让我更加坚信，积极的情感传递具有强大的力量，它是如此真实可见，发自内心的喜悦和欣赏之情所具有的力量需要被认知，更需要得到充分的认可。于是我和汤姆、杰基就这个认识进行了交谈。当杰基意识到她缺少欣赏和喜悦的情感传递模式对雅各布的进步有如此大的影响后，她感到非常愧疚和焦虑不安。随后她问我："有什么方法可以让我学会积极的情感表达？"我坚定地告诉她这是完全可以学习的。她马上告诉我她会努力这样做。他们协商后，决定让汤姆尽可能多地陪同雅各布来接受治疗，而杰基则需要练习她传递热情的能力，学会发现孩子身上的微小变化。当杰基自身发生改变的时候，雅各布不仅立刻对她的热情做出了积极的回应，杰基自己也变得更快乐了，因为她已经学会从雅各布的进步中找到了真正的快乐。

请不要鼓掌

不要将热情和正强化混为一谈，这一点是非常重要的。正强化是指当孩子完成了你教他的事情或停止做你不让他做的事情时，你对他进行表扬或鼓励。我们通常会为孩子的表现热烈地鼓掌，或者用一份礼物奖励孩子的行为表现。

几乎所有的家长都会有意无意地使用正强化来鼓励孩子的学习和进步。而对于孩子来说，正向强化经常是一种非常有效的、积极的成长体验。

而我在这里说的热情，不是指孩子所获得的外在奖励或表扬。事实上，其含义正好相反。我们教给父母的第一件事情就是当孩子第一次完成了人生中的某件事时，请不要去鼓掌，也不要激动地大声惊呼与喝彩，比如当孩子第一次学会迈步走路，第一次张口说话，或者第一次学会与别的孩子进行社交互动。相反，我们要求父母们在这些特殊时刻要表现得好像他们的孩子所做的一切都是完全正常的事，就好像他一直能做到一样。并且，我们鼓励父母学会安静而充分地感受自己的那份喜悦和兴奋、放松和快乐——要学会在内心体验自己的情感。为什么要这样做呢？因为我们希望孩子能够自己感受到自身或大或小的改变与收获。我们希望这些改变将成为孩子自己的成长经历和体验。掌声和外在的奖励将会分散或转移孩子的注意力，让他的大脑远离它所沉浸其中的过程。我们不希望由于我们的鼓掌或者喝彩将孩子的注意力转移到我们的感受和反应上。我们也不想在这个时候试图巩固和强化孩子的新成就。当你的孩子第一次搞明白一些事情的时候，让他和他自己的感觉与体验保持同步是非常重要的。因为他自身的体验本身就是一种正强化。而对于有特殊需求的孩子来说，这样做就更为重要。他们需要时间和空间来进行自我感受，并将自己沉浸到自我发现的过程中。但这并不意味着你应该表现的若无其事、不以为然。你要知道在这种时候，你内心所传递出的那种喜悦、欣赏以及激动之情是对孩子最好的支持。你所传递给孩子的积极、无声的情感回应可以使孩子在不被干扰和分散注意力的情况下拥有自己的成长空间。当我们完成了如上所说和所做时，孩子的大脑就会塑造出怎样运动、如何思考和行动的神经通路。我们希望孩子可以感受、感知到差异，注意并专注于自己的经历和体验。这一切对于孩子来说都是新鲜的。无论是孩子，还是父母都不会知道下一秒会发生什么。我所描述的传递热情的方法有助于促进这个内在体验的过程，这个内在体验过程将会在孩子身上展现铺陈开来，它给予孩子自己去发现和探索的空间。

> 我们希望孩子可以感受、感知到差异，注意并专注于自己的经历和体验。

请不要要求：再做一次

另一种剥夺孩子注意力的方式是要求孩子再做一次，也就是让孩子重复他刚才初次完成的事情。这种需求往往会使大脑形成新技能的过程中断。

毫无疑问，看到孩子第一次完成某件事情是令人兴奋的。往往我们想让孩子再做一次，这或许是为了让我们自己确认刚才看到的是真实的。大多数人没有意识到，当孩子初次完成某件事情时，他们常常叫着"妈妈"，或者与大人进行眼神接触，翻身趴下、坐起或站起，因为他对自己能完成这件事毫无准备和计划。通常的情况是孩子自己也不知道刚刚做了什么。孩子常常会在初次做某件事情的时候发生错误，可有的时候，又会在无意之中他的大脑把许多我们前面讲过的信息的碎片拼凑在一起，出人意料地产生了新的结果。第一次做某件事时，孩子对他刚做的事有一个内在的体验，但他对那是什么、给它贴上什么标签或如何再做一次，没有一个外在的概念。在当下，孩子需要的是给他一些时间让他持续关注内心，并整合他的经验。如果这个时候我们要求孩子再做一次，孩子很可能不知道该怎么做，因此他会失败。虽然成人出于善意要求孩子重做一次，但这样的做法很可能会阻止孩子的大脑对新能力进行整合。

> **大多数人没有意识到，当孩子初次完成某件事情时……他对他的所作所为毫无准备和计划。**

多年来的治疗经验让我认识到，当孩子初次完成某件事情时，比如自己站起来，他可能会在 1 分钟、1 小时、1 天或者 1 周后再一次自己站起来。经过一段时间，当孩子已经完全熟悉掌握了新技能，孩子们就可以自如地运用这些技能了。另外我还发现，当我们不断要求孩子重复一项新获得的技能时，这项新技能往往好像消失退化了一样。当我们强行要求孩子不断重复做一些他们刚刚掌握的新技能时，其后果就是我们"积极地"将孩子大脑中刚刚建立起来的脆弱的新连接抑制掉了，这让孩子更难甚至无法再一次完成新技能。

享受内心的喜悦

记得几年前，有一次我走到候诊室邀请我的下一位客户。我见到了并排而坐的？杰弗里的父母，他们的背挺直得像吞下了一根棍子似的，双手放在膝盖上，脸上带着坚忍的表情。我了解到杰弗里刚刚在我的一位同事那里上了一节课。我很友好的和他们打招呼，但他们几乎没有任何回应，对此我感到困惑。当我询问他们是否一切顺利时，杰弗里的爸爸默默地指了指候诊室外长长走廊的方向——4 岁的杰弗里就在那里。他一个人在候诊室外面的走廊上，在没有助行器的辅助下走来走去，站起、蹲下。当我问他们为什么这么安静时，他妈妈回答我："我们不应该表现出兴奋或告诉他任何事。我们只能坐在这里，确保我们不要做任何事情来破坏这一时刻。"我首先向他们确认他们现在的做法是没有问题的，这正是我在过去教导他们的。另外，我也向他们保证，在当前情况下，放松并且享受这一奇妙的瞬间也是可以的。

第二天，在杰弗里的课程开始前，我询问他的父母昨天接下来发生了哪些事。他们告诉我当他们回到酒店时，杰弗里想待在楼下的大厅里继续走来走去。他们同意了，并且让杰弗里带着他们一起走。杰弗里对自己新发现的能力非常兴奋，他想继续做下去。但这还不是全部。他很需要和别人分享，也希望别人能够看到，就像我在上面提到的在操场上看到的那个小女孩一样。

杰弗里的父母告诉我，他们坐在大厅里看着杰弗里，他们看到了杰弗里是如何感受和体验来自父母所传递和给予的那份欣赏和喜悦之情。我还记得在我第一次开始给杰弗里上课时，他是一个非常害羞压抑的孩子，可如今杰弗里已经可以走向陌生人，站在他们面前说："你好，我是杰弗里。这是我人生中第一次自己走路。" 杰弗里的父母为他感到自豪，他们抑制不住地笑着向我讲述这件事。"你可以想象出当时那些毫无准备的陌生人脸上的表情。"杰弗里持续这样做了几个小时，直到他完全筋疲力尽，才去吃饭、睡觉。

没有人引导杰弗里去走路，他也没有要求父母为他鼓掌或者告诉他他们有多为他感到自豪。他的父母给了他空间让他自己去感受和体验他新获得的技能，并让他可以用这种意想不到的方式表达他的喜悦和骄傲。这里我们要注意，杰弗里是如何开始这种体验的：他是通过不断地行走，以及向陌生人表达自己的新能力来传递自己的快乐与喜悦。与此同时，杰弗里的父母也满怀热情地陪伴在他身旁。杰弗里得到的积极正强化是自发产生的，是来自他自己的行动。他所获得的新能力就是他所需要的一切奖励，这才是他真正需要的。他的父母用满腔的慈爱与耐心观察和陪伴了他 5 个小时，这也同时让他们自己慢慢接受和消化这突如其来的巨大改变，因为我们已经为此刻等待了一年半之久了。

科学告诉我们的真相

我们自己的热情可以对孩子，以及对我们自己的情绪、行为，甚至身体功能产生巨大的影响。另外，它也有助于增强孩子的学习能力。我们的情绪常常会受到自己和他人的影响，虽然我们常常意识不到这种影响。这些情绪可以引发神经突触变化，激活和建立新的神经连接。消极情绪对大脑的影响通常比积极情绪更大。比如，一个孩子被要求做他无法完成的事情，当他经历了数次失败后，他很容易出现习得性无助的感觉，并且很难消除这种感觉。如果他所经历的情绪是积极的，他的大脑就会开启学习的开关，将他所习得的新的学习模式整合和记录入大脑，建立新的神经通路。

大量的研究指出，我们的面部表情与情绪是紧密相连的，它将会对他人产生一定的影响。一张充满恐惧的脸所产生的神经刺激会被神经快速传递到大脑边缘系统的杏仁体，这样大脑便会提高我们的危险警觉度，使我们产生警惕和焦虑。研究表明，即使当研究人员做出意识不可见的可怕面孔时，警觉和焦虑的状态也会被传达出来，造成受试者的杏仁体被激活，警觉和焦虑的状态被触发。一旦我们知道了情绪与表情的密切关系，我们就会明白为什么我们自己的情绪会对孩子如此重要。

人在某一个时刻所产生的情绪有助于引起我们大脑的注意，并且选择注意那些引起相关情绪的神经连接，并进而强化这些神经连接。而情绪就是诸如我们上面所提到那些由于成功完成某件事情而传递出的喜悦和欣赏之情，或者自发产生兴奋的情感体验。我们可以通过向孩子传递自己的积极情绪，来为孩子提供一种情绪唤醒刺激，使孩子的大脑处于一种"激活状态"，协调大脑中的相关信息处理。我们大脑中产生的化学物质，诸如多巴胺之类的神经递质，可以促进神经突触的传递，进而使我们大脑中控制身体不同运动区域的脑神经回路不断扩大和延伸。

有些情绪，比如当我们反复经历失败时所感受到的焦虑和压力，会产生有害的影响，甚至会削弱我们学习和执行最基本活动的能力。这些情绪通常表现为压力，并且会导致皮质醇水平升高，如果这种情绪持续，则会破坏与学习和记忆相关的海马神经元。

即使是海马体内皮质醇水平的短期升高也会阻碍我们区分所记忆事件中重要和不重要因素的能力。一个孩子如果在婴儿时期长期体验压力的情绪，则会导致皮质醇过度活动，导致神经突触减少，甚至海马细胞死亡。其后果是导致自我调节、记忆、积极情绪和其他功能的丧失。当如上所说的神经发育出现了负面的变化时，它们至少还可以在后期大脑成熟中得到部分改善。

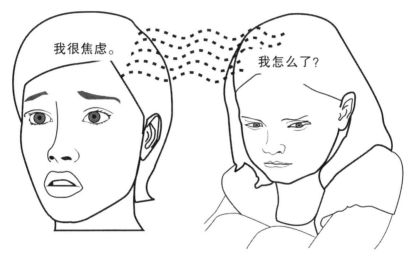

我们的面部表情传达我们的情绪并影响他人

这里我们要记住并接受一个非常重要的事实，那就是孩子们会感受到来自父母和其他照顾者的情绪情感。他们所感受到的这些情绪，将会影响他们的大脑发育，他们的大脑"学习开关"，以及他们改变和提高的潜能。

传递热情的"工具"

当你的孩子有了明显的突破时，比如他说出了他的第一个单词，迈出了他的第一步，你很容易就会变得情绪振奋起来。但是我们应该学会在孩子发生很微小改变时，去传递给孩子积极的情绪，而不仅仅是当孩子有了那些众所周知的里程碑式的进步时才会向孩子传递积极的情绪。而每个孩子向着更明显的发育阶段前进时，都会经历许多这样的看似微不足道的微小变化。

当你的孩子面临特殊的挑战时，他也需要你成为非常特别的家长。特别的部分表现就是，你需要学会为孩子所取得的那些微小改变传递出你的关注与喜悦，你只有这样做才会推动孩子在他的成长道路上逐步取得更加显著的变化。他需要你去注意和认识到他身上最小的变化和不同，他也需要你了解和感受到这些他努力获得的微小变化对他来说是多么重要。所以，你需要为他们发展和培养自己的这项能力。对你来说，你所面临的特殊挑战就是成为一个对这些细微变化的敏锐观察者，这样你就可以对这些变化传递出喜悦与热情。

> 问问自己，"在我意识到我的孩子刚刚做了一些新的和不同的事情之前，我需要多少证据来证明他们在进步？"

问问自己，"在我意识到我的孩子刚刚做了一些新的和不同的事情之前，我需要多少证据来证明孩子的进步？"你需要的证据越少，你就会给你的孩子更多的力量。

培养你表达喜悦和欣赏之情的能力可以从观察孩子的日常活动和互动开始。在孩子的日常活动中，你可以注意观察孩子脸色的变化，脸色变红或是变白；你也可以注意观察当孩子在做某项活动时眼神明显比做其他活动变得更亮。你也可以注意到，在我们运用其他一些干预技巧时，他们的活动是否变得更加自然流畅。

你需要特别留心和注意的是：当孩子的动作变得比之前或过去某个时候更快、更慢或更不稳定的情况。你也可以注意到，孩子第一次对其他孩子表现出兴趣时，比如今天他停下手头的事情，全神贯注地看着另一个孩子玩耍。你要认识到，在上述这些时刻，孩子的大脑正在发生着细微的变化，这些变化可能会引出更大的变化，每一个微小的变化都是激发你培养和传递热情的契机。

在上述这样一些时刻，当你感知到孩子在经历着变化时，你千万不要去尝试做些什么，你只需要识别出这些变化，并且知道这些变化真实发生了，它们可能对孩子的发展十分重要。那么这时的你，就成为更善于感知孩子的父母，你将会感知到孩子身上所发生的一切。

在脑海中记录孩子的变化： 你可以学习在你的脑海中或者用纸笔来记录下孩子所发生的各种微小变化。当你逐渐习惯了这种方法时，你会发现这种方法非常有用。例如你可以记录下 "嘿，这是他第一次学会转头，直视着他的姐姐" 或记录下 "我支撑他的骨盆，让他坐着的时候，他僵硬的右手变得有些柔软和灵活"，又或者是 "当我让他从一个活动换到另一个活动时，他变得不再那么愤怒，他的情绪也恢复得更快了"。 通过记录和描述你所注意到的事情，你可以更清楚地知道你孩子正在发生怎样的变化——包括那些微小而精细的变化。你会惊奇地发现，在很短的时间内，你会看到、感觉到、听到和注意到更多的变化，并且你也会为自己在面对这些变化时所经历和体验到的激动和兴奋而感到惊讶。只要有机会，你就要坚持练习这种方法，你可以在与孩子一起做家庭治疗项目的时候，或者是在常规的玩耍时间，或者是在任何其他日常活动的时候坚持练习。当你需要越来越少的证据来确认你的孩子正在经历改变和学习时，你就会知道你使用这个工具是成功的。当你认为自己运用这个方法越来越熟练自如的时候，你就可以考虑使用下一个方法了。

改变情绪，激发热情：一旦你意识到孩子身上的小变化是真实存在的，而且你知道每一个小的变化都是成千上万个小里程碑中的一个，那么你可以选择对这些小的变化充满热情。当然这样做有时会相当困难。但是，你可以学会改变和调整你每个当下的感觉。以下 4 个步骤可以帮助你磨炼你表达热情的能力。下面的每一个步骤都可以应用在你和孩子相处的事件中。

1. 询问自己是什么阻止你产生热情

你要询问自己，是什么让你很难产生热情。很可能你给予孩子的梦想和期望与他现在真实情况之间所存在的巨大落差就是这个问题的答案。或者是你对他的诊断和预后情况的了解是问题的另一个答案。不可否认，你孩子所面临的挑战是真实而严重的，但你仍然需要积极关注他的进步，关注他发展历程中的每一小步。

2. 记住那些让你感到兴奋和喜悦的时刻

你不需要试图否认或摈弃你更多的消极想法和感受，但要你要记住你对所发生的事情感到满足、充满力量和兴奋的时刻。回顾你过去经历中感到喜悦兴奋的事件，可以是或大或小的事，甚至可以是日常生活中的一些细碎的小事情，比如橘子的味道，你第一次看到春天的花朵，或者是你工作上的一个微小成功。重新塑造和体会你当时所经历的感觉——温暖或寒冷、视觉图像、声音、触觉、嗅觉、味觉。放大这些感受和知觉，享受一下这段经历，坚持 5~20 秒，不要让你自己的思想打断这些感受。专注于这些感觉会增加大脑中多巴胺（一种所谓的"使你感觉良好的激素"）

的释放，并将神经元连接在一起以增强记忆，这样会促使大脑在未来更容易获得这些感觉。你这样有意识地、有目的地做得越多，这些积极的记忆就会为你建立和培养热情提供更多的力量来源，而这些积极的记忆也会被迁移到其他场合。

3. 学习转变你的情绪

想想你不喜欢的日常琐事，比如洗碗、叠衣服或者去杂货店购物。比方说在你准备做其中一件事（洗碗）之前，试着唤起你的热情记忆，并尽可能充分地去感受它。感受满足、快乐、安全、希望、好奇、感激、欣赏或任何与记忆相关的积极情绪。一旦你沉浸到这种积极情绪中，并且持续几秒钟，然后你再开始做你通常不喜欢做的事，但这一次请注意感受你前后做同一件事的情绪和体验。如果你对这些家务事毫无热情，那么请你暂时停下来，然后花点时间重新调整和转变情绪，然后再继续做家务。如果你每天坚持练习3次（如果你喜欢的话还可以更多次），每次2～3分钟。你可以把这种方法运用到你平时不喜欢做的杂事中去，也可以运用到你喜欢的活动中去。你会惊奇地发现，在富有激情的情绪体验下，去做家务是多么妙不可言，即使是你所处的环境极富有挑战性。

4. 将你的热情传递给孩子

当你可以产生积极的情绪，并可以有意识地持续产生热情时，你就要将你的这种能力运用到孩子身上，只要你察觉到孩子身上发生哪怕最小的变化，你就可以开始运用它。要记住你的热情是一种内在的情感表达，并且你也要注意你的孩子对你这种变化的反应。起初，许多孩子只是变得更快乐，更有表现力，更精力充沛。当你持续将这种方法与其他干预方法整合运用时，你将会看到他以一种新的、甚至是令人惊讶的方式发生变化。

你也要知道，有时候你会对这种方法失去信心，因为它会让你感觉这一切似乎都是无法做到的；而现实有时也会让你沮丧。但你要一直坚持下去，让自己能够不断重新塑造并进一步加强你的热情技能。这种通过不断回忆、强化和获得积极情感体验的方法并不是虚幻不实的，已经通过科学的研究证明其会促进我们大脑的神经结构发生可测量的变化。

> **让自己成为孩子生活的引领者。不要总是期待和指望孩子给予你安慰。**

让自己成为孩子生活的引领者： 当你有能力感知到孩子身上所发生的最细微变化时，并且能够对那些看似微不足道的变化传递出喜悦和兴奋的情感时，而不再仅仅是关注于那些明显的变化时，你就会成为孩子生活中的引领者。有许多家长很爱孩子，并希望给孩子提供最好的帮助，这样的家长往往会指望或者期待从孩子那里得到安慰。我们应该让自己成为孩子生活的引领者，不要指望从孩子那里获得安慰。如果我们把情绪建立在孩子的表现上，当孩子做得好时，我们就感觉良好并充满希望；当孩子有困难或无法完成我们所期望的事情时，我们就感到沮丧、失落和害怕。那么孩子就会感受到焦虑和失望，他的大脑中就会产生一种信号——我有点问题。家长要成为一名引领者，就像这个方法所告诉你做的那样，要让自己的角色发生转变。你要能为孩子树立一个愿景，而不是像大海中的浮萍一样，让自己的情绪随着孩子的表现起伏不定。当你成为引领者后，你可以不再受制于孩子的表现，而是可以内在独立的产生出那种激发和欣赏孩子的积极情绪。这就是作为成功的教师和引领者的秘诀之一，我们要让自己成为可以不断为他人传递鼓励与欣赏、热情与激励的能量发动机。你的这种引领能力可以带入生活的各个方面，你可以成为伴侣、祖父母、朋友和陌生人的关系中的引领者。此外，你还会发现自己也会在孩子的老师、治疗师和医生面前发挥着重要的引领作用。这并不是说你可以忽视他们的建议，因为他们都会为你提供重要的知识和建议，而这些知识和建议可以确保你孩子的幸福和未来的发展。这样做，你会看到孩子的成长和进步，即使他并没有完全达到既定的水平和期望。你要记住，为了孩子的幸福和未来发展，你唯有按照这个方法持续前进，同时要为孩子的大脑和精神不断赋予精神力量。

> 你会看到孩子的成长和进步，即使他并没有完全达到既定的水平和期望。

热情、无私和精神： 热情（enthusiasm）这个词的词根可以追溯到古希腊语 enthousia，意为"上帝的鼓舞"，或者"上帝与我同在"。尽管我们可能聪明、博学或技艺高超，但成长和个人进化的过程是不可思议的；我们所知道和所能做的，仅仅是这个未知世界中的沧海一粟。当一个孩子明白和理解如何做某件事情时，而无论事情或大或小，这个孩子的行动本身就是令人难以置信的、不可思议的。你传递给孩子的热情就是要唤醒这些不可思议的神奇的力量，来激励你和你的孩子。热情的传递需要你的慷慨与无私：你无私的心灵、无私的思想和无私的精神。你愿意去注意、传递喜悦，并重视孩子身上那些最小的变化，这就是无私的行动体现。你完全可以在孩子还没有获得良好表现之前，对他的变化和改变给予赞美和认可。你愿意通过向孩子传递你的热情来赋予孩子力量，这种行为本身就是无私而深刻的，它让这个过程充满了上帝般的神性与灵性。你的热情将会帮助你的孩子获得并达到他自己的天赋，它也会以非常真实的方式让你看到孩子身上所发生的奇迹。

莫山尼奇，一位世界顶级的神经科学家观察到：

> 我们的大脑每时每刻都在选择和塑造着我们的思维方式，我们的神经连接每时每刻都在发生变化。从真实的意义上来说，我们始终都在抉择我们下一刻会是谁，这些选择最终会在我们的身体上留下深深的印迹。

对于那些有特殊需求孩子的家长来说，这句话是如此令人鼓舞和激励人心，它让我们知道，我们所传递的热情，不仅可以塑造我们自己，它更能够帮助孩子去塑造他们自己。

9　要素六：灵活的目标

我们征服的并不是那座山，而是我们自己。

——埃德蒙·希拉里

即使在孩子出生之前，我们就有意或无意地为他们制订一个目标，希望他们聪明、成功，又希望他们健康、快乐。对于他们来讲，我们制订的目标或许是很长久的，涉及了他们的未来发展。有些家长在孩子出生前就为孩子报名了幼儿园。有些家长会为孩子制订一些学术目标，希望他们取得很好的成绩，进入最好的高中，然后从名校毕业。或许我们希望孩子可以挣到很多的钱，婚姻幸福，家庭美满，同时又可以住得离我们近。

这些目标是基于这样的假设基础上的：我们的孩子会非常健康、完全有能力，他的气质和妆容与我们非常相似。当我们发现孩子有特殊需求的那一刻，我们的世界就发生了翻天覆地的变化。我们开始担心完全不同的问题：这个诊断对我孩子的未来意味着什么？我应该为他设定什么目标？我应该让他在预期的年龄达到正常的发育里程碑吗？如果他在我们为其制订的目标上没有取得进展时，我们该怎么办？这是因为我作为父母做得不够吗？我应该继续努力让她去做，甚至更加严格的要求她吗？如果答案是肯定的，哪种干预最适合她？如果答案是我不应该继续将我追求的目标施加于她，这是否意味着我放弃了我的孩子？ 我应该对孩子存有哪些期望，我能做些什么来帮助她实现这些期望？

每个孩子都是独一无二的，即使她与成千上万其他有特殊需求的孩子有着相同的诊断。在本章中，我提供了来回答那些对你和你的孩子都有帮助并且适合你独特情况问题的一些方法。这是关于为孩子设定目标然后尝试帮助她实现这些目标的最佳方式。每个人都有追求个人目标的经历，我们都知道设定目标的重要性。最常推荐的实现目标的方法是将我们的注意力集中在这个目标上，同时竭尽可能地去实现它。这种方法体现在我们日常的一些用语中，如"努力争取""为目标坚持下去""一分耕耘一分收获""永不放弃，永不屈服"。但是当涉及试图去帮助你的孩子解决具体需求时，这种做法往往会适得其反。以强有力和僵化的方式去实现一个严格目标只会更加地限制孩子而不是促进他。

幸运的是，还有另一种方法来帮助孩子建立目标，这种方法更符合大脑、身体和精神的工作方式，以及孩子学习和改变的方式。若我们将目标设置的相对宽松，我们的孩子可以承受更少的痛苦来实现更多的目标。同时我们宽松的目标会让孩子拥有实现这些目标的可能性，而不是觉得遥不可及。这里宽松的目标意味着我们设定的目标有着明确的方向和意图，同时我们以 "在边缘轻推一下"和灵活的方式为孩子实现目标。

宽松的目标看上去是一种间接的、放任自由的、失控的甚至可怕的方式来实现预期结果的方式。我们更习惯于用最快、最短的路线来帮助孩子达到一个目标，不管这个目标是什么。我们经常相信这是实现目标的唯一途径。当我们的孩子失败时，我们认为我们应该更加关注这个目标，为了我们的孩子达到这个目标，我们应该更加坚韧，更加自律，更加专一。如果我们的孩子还没有达到为他设定的目标，我们常常会反过来想想是不是孩子的某些特殊情况影响了她的成功，或者甚至会想是不是我们自身存在一些问题。

> 若我们将目标设置的相对宽松，我们的孩子可以承受更少的痛苦来实现更多的目标。同时我们宽松的目标会让孩子拥有实现这些目标的可能性，而不是觉得遥不可及。

然而出乎意料的是，正如你将发现的那样，为你的孩子设置一个较宽松的目标——对这些目标采取灵活的态度——你和他将开始取得突破性的进展。当你学会保持宽松的目标时，许多人们日常认为的和接受了的由于孩子某些特殊情况导致的限制，以及对他们未来习惯性的预测，则都会被证明是错误的。你与孩子努力的过程将变得更快乐和更谐调，你会把他当作一个有他自己的感觉、愿望和生活道路的完整个体，而不仅仅是一个项目。

狒狒，人类和可逆的目标

在向学生介绍灵活目标的概念时，我经常分享以下故事。喀拉哈里沙漠中的狒狒拥有极好的藏水地，它们的智慧足以将这些藏水地的位置隐藏起来，不让人类和其他动物看到。这是一个相当了不起的成就。当本地猎人想要找到这些藏水地时，他们首先会寻找一个巨大的蚁丘，狒狒喜欢吃这种蚂蚁。作为好奇的生物，狒狒经常在远处看着猎人在蚁丘岩石般的黏土上挖洞，洞的大小足以让狒狒把前爪进入。他们掏出一些狒狒喜欢吃的种子，放进洞里。当猎人离开时，狒狒就会过来将前爪伸入洞中，试图将种子握在拳头里带出来。因为它用拳头抓着种子不放，前爪就会卡在洞口，无法拔出。狒狒会试图用更大的力将前爪拔出，但依然无济于事。当猎人接近时，狒狒惊慌失措，恐惧中带着尖叫，甚至拼命翻跟头试图逃走。但由于它始终不肯张开前爪放开种子，结果就是仍然被困住了逃不掉。长话短说，猎人用皮带拴住狒狒过夜，给它喂盐，狒狒是无法抵抗的。第二天早上，当狒狒被释放时，就会迫不及待地去喝水解渴，不知不觉中它就带领着猎人到了宝贵的藏水地。

如果狒狒想扭转这样的情况，它所要做的就是张开拳头，放下种子。但它的大脑缺乏进化的复杂性以及超越其想要得到种子意愿的自由。它坚持这个目标，牺牲了自由，甚至生命。

我们大多数人都被教导当追求一个目标时，我们需要尽量缩窄注意范围，让我们的孩子目标集中地做他应该做的事情。当我们过于拘泥于为孩子实现特定目标时，我们和孩子对感情、经验、信息和新机会的反应能力就会降低。最终我们会限制了我们的孩子和我们自己。在这种情况下，我们经常忽视过于严格地追求目标可能带来的不良后果，甚至可能会忽视孩子的幸福和我们自己的幸福。

> 当我们过于拘泥于为孩子实现特定目标时，我们和孩子对感情、经验、信息和新机会的反应能力就会降低。最终我们会限制了我们的孩子和我们自己。

为孩子制订目标非常重要。没有目标，他很可能无法茁壮成长。你孩子的困境是真实的。为了让你的孩子能够找到克服自身限制的解决方案，他需要大脑在最高、最有效的水准上工作。然而，当你试图过于严格地实现目标时，就如同被自己的拳头困住的狒狒，你没有帮助孩子的大脑提升到最高潜能，反而很可能将它推到更原始的水平，一个几乎没有选择、无法发现或出现创造的水平。

她什么时候会说话

亚莉克莎在两岁半时开始学习我们的课程。她的情况属于未确诊的发育迟缓。她是一个非常不开心的女孩，很少有自主的活动。她双眼有向内的斜视，嘴巴总是张得很开，大部分时间舌头都会伸到嘴巴外面，流着口水。父母对她的目标是尽快让她可以翻身、能坐、爬行，并在别人和她说话时可以做出口头的回应。

在遇到我们之前，亚莉克莎一直在接受一些治疗师的密集训练和治疗，他们试图直接实现上述这些目标。他们不断尝试让她完成这些目标动作和姿势，比如爬行或坐着，但很少或几乎没有成功过。在一年半的时间里，她的父母一直希望这些努力能帮助亚莉克莎。但随着时间的推移，他们意识到他们的女儿几乎没有进展，他们开始寻找另一种方法。他们准备转换一下目标，放弃已经设定好的目标，并尝试我们的方法。

我们的目标是从她现在能做的一切开始，进而唤醒亚莉克莎的大脑。这将有机会帮助她的大脑分化和创造微小的变化，这些变化将带来更大的运动里程碑动作的出现。我向亚莉克莎的父母解释，这就是我所说的分化，或者在边缘轻推的治疗方式。

> 我们的目标是从她现在能做的一切开始，进而唤醒亚莉克莎的大脑。

亚莉克莎的父母花了一段时间才接受了这种治疗方式。对他们来说，停止让亚莉克莎训练那些显而易见的目标让他们感到害怕。但很快他们就看到了他们以前从未见过的微小变化。他们第一次意识到亚莉克莎可以学习，尽管她有巨大的限制和局限。在接下来的两年半时间里，我们以这种方式与她合作。我们故意远离具体的目标，并保持灵活目标。这让亚莉克莎可以一次又一次自由地唤醒她的大脑和自己，从而打开出现新的可能性的大门。通过她大脑中的许多不同的微小变化，亚莉克莎学会了翻身、爬行，最后站立和行走。随着她的能力的增长，她在许多其他方面发生了变化，她变成了一个快乐、聪明、有爱心的孩子，与我第一天看到的那个孩子截然不同。她的疗效远远超过了所有和她有着相同诊断的孩子们的预后。

走向松散的目标

完成这些目标后，亚莉克莎仍然没有说话，只是说"啊"来表示"是"。当她上幼儿园时，她的父母感到压力很大，强烈地想让她开口说话，这成了他们的重点目标。学校向他们极力推荐言语治疗。当她的父母和我讨论这件事时，我提醒他们亚莉克莎是如何学会翻身、坐下、爬行和走路的。她学会这些是因为我们远离了翻身、坐下、爬行等这些目标，我们从她既有的能力开始——在她的能力边缘治疗以产生微小变化——所做的都是亚莉克莎的大脑已经能做的事情。我告诉他们，只要言语治疗师设定的目标宽松一点，言语治疗就没问题。言语治疗师需要完全避免试图让亚莉克莎以直接和僵硬的方式进行对话训练，从而避免她的大脑陷入当前的模式，因为这样可能会让她变得更难开口说话。她的父母同意了。

我已经有几个月没有看到亚莉克莎了，然后我收到一封电子邮件。亚莉克莎的母亲找到了一位她非常满意的新的言语治疗师。"虽然他们取得了很大的进步，"母亲写道，"亚莉克莎仍然没有说话。言语治疗师告诉我，她的面部肌肉力量不足。"亚莉克莎的妈妈想知道我是否可以给亚莉克莎上几课"帮助她训练那些肌肉"。另外，她妈妈写道，她非常可爱的孩子，第一次出现了严重的行为问题。她发脾气，很难冷静下来，也不会听从父母或老师的指示。她的父母感到完全迷失了。我通过电子邮件告诉亚莉克莎的妈妈："我无法修理或控制亚莉克莎的脸部肌肉。我的工作都是针对大脑，而不是肌肉。"我问道："如果她得到的治疗方法正在发挥作用，她怎么还没有进步？"我同意对亚莉克莎进行两次评估，来判断是否可以帮助她的大脑开始组织高度复杂的谈话技巧。我真的不知道我是否能给她提供帮助。

当亚莉克莎进来上课时，她起初带着点试探，但是我一把把她抱到我的工作台上，她就向我靠过来，我们拥抱起来。我知道一件事：我不会试图让亚莉克莎说话。我会尽我所能让她确信我不会期待她说话。我没有尝试着让她说话，相反地，我一直在不停地讲话。我告诉她再次见到她我是有多么的高兴。作为我谈话的一部分，我问她现在是不是上幼儿园了。我没有等待或期待她的回答。我就保持一直说话的状态。然而，她点点头，以表示肯定。我说，"哇，简直太棒了。"然后我告诉她一些有关我自己孩子幼儿园的事。在某些时候，我问她的幼儿园是否像那样。再一次，我也没有等待得到答案。令我惊讶的是，她轻声地说："是的"。虽然发音不是很准确，但是她很明显是说了"是的"。我假装没发生什么不寻常的事情，但是意识到当她没有被要求说话以及她不想说话时，"是"这个词就出现了。她和我之间在交流和联系，她全神贯注的，我们都远离了现在要让她学说话的那个目标。

然后，我开始嘴里不停地说毫无意义的音节和元音，没有真正的单词，但我使用仿佛在和她对话的语调和节奏，这样在我和亚莉克莎的课程中，让她说话的目标完全被清除了。这时的亚莉克莎俯卧着，我在她的背部、肋骨和脊柱上按摩，试图让她的背部有更多的活动，并让她的膈肌动起来，帮她更好地呼吸。亚莉克莎一直很喜欢来我这里上课。她非常安静地躺着，体验着她体内的感觉，但同时她似乎也很痴迷于我的"胡言乱语"。几分钟后我停顿了一下，令我惊讶和高兴的是，我听到亚莉克莎说了几句无意义的话。当她停下来的时候，我用自己无意义的声音回答。然后，我们一直持续着这种无明确意图的聊天，就像真正在聊天一样，只是没有使用真实的单词。

在这样的课程中，亚莉克莎显然很享受。在某个时间点，我"问"了亚莉克莎一个无意义的问题——使用我的声音的变化，但没有单词——然后她非常清楚地回答了一个"是"。紧接着她又用听不懂的语言问了个问题，我回答了"不"。30分钟后，我觉得这已经足够了。我不想过度消耗亚莉克莎，导致她的大脑抑制这种刚刚发现的技能。

这时我让亚莉克莎坐起来，告诉她课程结束了，现在是她回家的时候了。她看着我，用右手食指指着我，用一个非常响亮的声音说道："不！"这个"不"对她来说是新的词汇。我笑了起来，用食指指着她，用同样大的声音说："是！"

在离开之前，我向她妈妈一再强调，亚莉克莎生活中的每个人，包括她的老师，至少在接下来的两个月要避免故意强迫亚莉克莎说话，我则继续与她合作。这也意味着她的言语治疗会暂停几周。由于看到在她女儿身上的变化而被深深感动，她妈妈欣然同意了。

他们离开我的办公室几秒钟后，令我惊讶的是，亚莉克莎跑回办公室，用手指着我，几乎在大喊大叫："不，不，不！"我指着她说："是，是，是！" 我和她妈妈惊讶地互相望着对方，我们被亚莉克莎对新技能的自我强化能力惊到了。她就像一只从笼子中释放的鸟，庆祝着她的新自由，对她自己感到无比的开心。我终于把她从前门送出去了，向她保证我会在明天再次见到她。

从 "No" 到 "Yes"，再到更多

第二天，亚莉克莎进来后立即继续与我的无意义的交流，就像我们昨天做的那样。她显然一直很期待这件事。她已经为此计划好了！过了一会儿，当无意义的谈话持续时，我逐渐开始插入一个真正的单词，过了一会儿又插入了一个。我最初担心，加入真正的单词可能会使亚莉克莎暂停交流。但是相反的，她开始做同样的事情，在这里和那里插入一个真正的单词。

亚莉克莎学校的老师报告说，在这两节课之后，亚莉克莎就出人意料的，并且在没有提示的情况下，偶尔说出 2 ~ 3 个单词的句子。她的愤怒和发脾气的行为完全消失了。在与我们合作 3 个月后，亚莉克莎可以清晰地说出更长的句子，说话的频率更加频繁，而且是在没有别人帮助或哄骗的情况下。当所有照顾她的人都把目光从最终的目标移开时，亚莉克莎学会了说话并会进行自我改进。灵活的目标，为她提供了在自己能力边缘运作的自由，为她的大脑寻找到了在她已经能够做的事情的边缘进行分化并产生微小的变化的途径。

成功的重要性

你孩子成功的经历将对他能力的发展起到至关重要的作用。但这句话究竟是什么意思呢？当一个孩子采取任何行动——无论是小的还是大的，有意的还是无意的——同时他得到一个他觉得愉快和有趣的结果，这就是成功的经验。比如，当一个婴儿抓到了妈妈的头发并无意中拉扯它时，妈妈说："哎哟！"孩子对她

产生的声音感到惊讶和高兴。当她他得这样的成功时，他的大脑更倾向于强化任何导致成功的模式。他的大脑被点亮，她被唤醒了，变得更加活跃，学得更快更好了。

> 你孩子成功的经历将对她能力的发展起到至关重要的作用。但这句话究竟是什么意思呢？当一个孩子采取任何行动——无论是小的还是大的，有意的还是无意的——同时他得到一个他觉得愉快和有趣的结果，这就是成功的经验。

成功感觉很好，它可以激励孩子。这是另外一种放大器，它将效能扩大，使孩子大脑注意到："你刚刚做的是有价值的，要在大脑中把它储存好，可以在将来使用"。成功可以孕育成功。大多数孩子的成功经验并不是我们成年人通常认为的那些成功，因为孩子的成功往往不是那些显而易见的、全面的成就，比如走路、说话或其他明显的里程碑。然而，孩子众多小的成功的累积才是他取得巨大成就的原因。这些成功经验只能在孩子现有能力的边缘发生。孩子不能从爬行直接发展到跳绳，但他可以从爬过平坦的表面发展到爬过障碍物。你对这一原则的理解至关重要，从你孩子目前可以做的事情的边缘开始，这将是你帮助孩子的旅程的重中之重。

有特殊需求的孩子需要很多很多小小的成功才能激活他的大脑，并找出解决他问题的独特方法。如果被要求做超出现有能力范围的事情，他的大脑就无法理解，实际上他将被阻止学习这项技能。拥有灵活的目标意味着我们应该总是在孩子现有能力的边缘工作，这使孩子能有成功的体验——可以产生变化——同时对孩子来说又是最容易获得的。

> 拥有灵活的目标意味着我们应该总是在孩子现有能力的边缘工作，这使孩子能有成功的体验——可以产生变化——同时对孩子来说又是最容易获得的。

如果想帮助孩子解决与他人交往、站立或行走，则可以从他现有的能力开始找解决方案。这是拥有灵活目标的本质，知道如何创造机会让你的孩子在其自身能力的边缘体验成功。

灵活目标的普遍应用

在孩子当前能力的边缘工作，并使其体验成功的经验，这一灵活的目标原则可以适用于任何功能的发展。通常，当父母第一次带孩子来我办公室时，他们会问："她什么时候能走路？"或者"她以后会不会说话？"每当我被问到这样的问题时，我总是向内寻求答案，每次我的答案都是："我不知道。我无法做到以某种方式直接让你的孩子走路、说话或者不要过度活跃，这不像机械师修理汽车，把引擎调整好后，它可以再次运转。对于孩子这种情况，我不知道该怎么办。如果这样做，我确信我和你的孩子都会体验到失败。"与此同时，我确信地是，如果我能与孩子建立联系，帮助她开始区分，并做一些她可以做到的新事物，而且让她体会到成功，就从她现在的情况开始，她将会进步。如果这个过程继续下去，她最终会实现越来越多的发育里程碑。

当父母听到我的回答时，他们最初会感到有些困惑，因为他们知道衡量孩子进步的唯一方法就是那些标准的里程碑。他们常常觉得，他们能帮助孩子的唯一方法就是让他实现这样的共同目标。我解释说，我在任何时候都在寻找的是孩子在当前能力边缘的变化——也就是说，这些变化将拓展孩子的运动、思想和感受。这种变化表明大脑正在做必须做的事情，从而到达孩子的下一个发育阶段。我告诉父母，为了对他们的孩子有帮助，我需要有灵活的目标，而远离里程碑。我寻求的是孩子对我所做事情的反应；我正在寻找他的参与，即使这种反应很小。我希望看到孩子有成功的经验，并且关注孩子的各种表现中能表达出她的喜悦的地方。

我的一个高尔夫球手朋友告诉我关于比赛的基本规则：在球的落点击球，这意味着你总是从球落地的任何地方击球。这句话在琼·狄迪恩的文学作品中也被提及，它也适用于灵活目标。这意味着无论你的孩子现在在哪里，都要与她保持联系：发现你的孩子此时此刻能够做什么，并寻求各种方法来抓住边缘，从而帮助你孩子的大脑找到自己独特的发展道路。将那些更大的目标和发育的里程碑放在心底，这些都是孩子要达到的最终目标，无论是走路、说话、社交、阅读还是写作，但在整个学习过程中需要设定灵活的目标。不要让预期的里程碑搅扰你对孩子所做的事情，反而是让你的孩子在此时此刻的能力指引你如何去做。

我知道，这些微小的改变将会引导那些有特殊需求的孩子面对他们每个人独一无二的发育历程。当你不再让那些通常可以预见的里程碑凌驾于你之上，或者使用它们来决定你如何对待你孩子的时候，你将开始看到更大的进步。

科学告诉我们关于灵活目标的内容

实施严格目标的一个例子是称为"俯卧时间"（tummy time）的练习，它是在婴儿还不能自己翻身前把他们放在俯卧位。有学者称这样做的目的是强化婴儿的身体，加速他们实现某些发育里程碑的能力——即翻身、爬行然后站立。一些早期的文献提出，俯卧时间可以帮助孩子更快地实现后期的发育里程碑，确保他在未来的生活中更加成功。

然而，同时发生的一件事是，将孩子被动地放置在俯卧位，也剥夺了孩子在仰卧位所做的"无目的的活动"。我在之前的章节中提到过，这种"无目的的活动"及其随意的运动对于孩子大脑的分化和发育是极其重要的。

一些随访研究调查了俯卧时间训练对儿童的长期影响。这些研究发现，这些孩子学会俯卧到仰卧的翻身、腹部爬行、四点支撑爬行、三点坐，比没有俯卧时间训练的婴儿提早了近 3 个月。然而，有趣的是，这种早期的加速发育并没有延续到后期的运动里程碑的实现。进行俯卧时间训练的儿童和没有进行俯卧时间训练的儿童在达成其他运动里程碑（如步行）以及粗大和精细运动发育方面的时间没有区别。

人们可以从中得出结论，加速实现这些早期里程碑从长远来看并不是很有效，只是给父母吃了一颗"定心丸"，让他们看到自己孩子早日实现了这些目标。但是当我们更仔细地研究这种做法时，我们需要问一下这些强加的目标可能会对孩子的行动、思考和感受的质量产生什么样的影响。孩子是否会因为俯卧时间而错过了什么？

一项主要集中在低出生体重的婴儿关于俯卧时间的研究发现，在这些儿童有能力自我翻身前被放置在俯卧位，最终会导致一些姿势问题，包括短期的、长期的，还有一些其他的发育问题。

儿科医生艾米·皮克勒第二次世界大战后在欧洲建立并经营着一家大型的孤儿院。她大力提倡让孩子们按照自己的节奏成长与发展，在为其提供安全和充满爱的成长空间的前提下，让孩子自己学习，而不是在成年人的帮助下加快到达不同的发育里程碑。她培训其孤儿院的护士和所有保育人员，在日常工作中实施灵活目标。她观察到"父母和其他从事儿童保育的人试图通过反复的有意的操作和口头刺激试图加快孩子的发育阶段（里程碑）。"而在她的孤儿院长大的孩子们，有时间和空间按他们自己的节奏与方式发展——按照灵活目标的方法——没有任何加速他们进步的尝试，实现最初的里程碑会慢 3 ~ 4 个月，就像之前提及的俯卧时间的研究所表明的那样。然而，更重要的是，她观察到"孩子们不仅自己习得并学会坐起、站立、走路，而且他们的动作显然更加独立、更加确定，而且通常，相比于其他同龄孩子，他们动作更加丰富，表现得更加安静。"她写道："我们重视孩子们的安全和均衡运动。这样做，他们不仅活动得更好，但如果他们摔倒——这是不可避免的——他们也摔得更好。"他们摔倒时知道如何自我保护，以至于在她的孤儿院长大的 1400 名儿童中，没有一人发生骨折。

这些研究结果向我们表明，健康的婴儿将会成长并达到他们的里程碑，无论他们有没有得到护理人员以这些里程碑为严格的目标而对他们进行帮助。无论哪种方式，孩子们最终都会解决这些问题。然而，对于有挑战的儿童，拒绝他们应用灵活的目标可能会产生非常不利的影响。当我们将自己的目光从让孩子通过僵化的手段达到特定目标的奖励中移开时，孩子的运动质量就有可能提高。

以上的发现和如果大家还记得的我们在第五章关于"慢"这个要素中讨论的内容，都能让我们更好地理解灵活目标的重要性：我们人类有幸拥有一个缓慢而漫长的发育过程，这使得我们保持学习过程的开放性时间比任何其他物种都长。当我们花时间并继续帮助有特殊需求的孩子实现其开放式的、可逆性和灵活性的目标时，我们给予孩子和他的大脑更多的成长选择。不要太快完成！不要试图让你的孩子越过终点线成为你的主要目标。你孩子大脑的成长需要花费时间，就像所有孩子一样从一个阶段移动到另一个阶段。当你遵循灵活的目标做法时，你是给了孩子的大脑一个机会，让它在寻找解决遇到的挑战的方案时变得最有创造力。那才是你的孩子最有活力的时候。

灵活目标的工具

以下是应用于灵活目标的九种方法，为你的孩子开辟新的途径，以找到解决挑战的方法，这些方法可能无法实现。我在这里描述的技能也将有助于减轻你和孩子的压力，增加快乐。希望你可以将为你孩子使用这九种工具的过程记录下来。

确定：如果你的孩子已经被确诊了，请确认这对你意味着什么。你认为孩子的特殊挑战是什么。你目前对你的孩子有什么目标。例如，目标可能是让他对自己的名字有回应，培养注意力，学会站立或改善他的精细运动和协调能力。最理想的情况下，你希望孩子可以完成什么。如果你的孩子没有特定的诊断，请确定你希望他改变或克服的行为和限制是什么。

专注于过程，而不是目标：请记住，没有人，甚至是最健康的孩子，在达到新的里程碑时，仅仅简单地凭借让他直接跨越到那个点，或完全通过简单地练习那个活动就能实现。相反的，我们需要通过一个过程来实现新的目标。每当你发现自己正在推动你的孩子直接达到预期的目标时，无论是通过操控他的身体来做这件事，还是要求她去做，这都是在限制孩子的大脑获得所需信息的机会。此时此刻，你既限制了自己也限制了你的孩子。相反，远离目标，提醒自己在这个过程中，你要起到积极的作用。试着停止你正在做的事情，深呼吸，远离目标，让孩子经历必要的过程。

好奇：无论何时你使用"九大要素"中的任何一个，都要思考你的孩子接下来会做些什么。好奇会导致发现以前未知的可能性。想知道你的孩子将如何反应，他会喜欢你在做的事情，或是否对此感兴趣。对可能发生的小的或大的变化好奇，好奇你和你的孩子每时每刻都有什么想法和感受。我们从不提前知道我们将如何达到一个目标，也不知道孩子将走什么样的道路去达到一个目标。当你保有好奇心时，你就会为那些你不可能知道却又成为解决方案的部分创造了空间。你为孩子敞开了可能性的大门。

退出：始终将过程置于结果之前。你将发现自己将无数次地处于以下情况中：紧紧围绕你孩子目前无法做的事情为其制订预期的目标。这目标可能是某位医生或治疗师为孩子制订的，又或是某位老师通过那些个性化教育计划（individualized education program，IEP）会议为孩子建议的目标。如果另一个人因为你选择使用灵活目标而指责你忽视了孩子或拿孩子的未来冒风险，那么你将需要在这件事上成为领导者。向与你的孩子一起工作的其他人解释如何使用灵活目标。要求他们通过在孩子现有能力的边缘轻推的方式与孩子一起工作，始终寻找孩子可以获得成功经验的边缘。知道什么时候从一个远远超过你孩子目前能够做的事情的目标中退出，从任何太难、太快或过早引入的目标中退出。如果试图达到目标会给孩子带来不适、疼痛或痛苦，一定要退出。任何时候，如果你将结果置于过程之前，你就会让孩子冒从他所体验到的他目前的限制中去学习的风险，这最终将导致你和孩子不得不放弃能实现这一目标的可能性。由于不知道什么时候退出，你可能会认为孩子的失败是由于他的病情导致的，而没有意识到，失败其实来自采用什么样的方法帮助他这个过程本身。

玩：让你与孩子的人生旅途充满玩趣。学会与孩子一起"漫游"，毫无目的地"奔向"不同的方向，虽然这看起来似乎是在浪费时间。时刻提醒自己漫无目的和随机的活动的重要性，始终与你的孩子保持同步并以他的反应为指导。要知道每次为孩子制订新的目标，你和孩子都是踏入了一个未知的世界。你孩子的大脑将通过获得所有新的信息进行成长，并始终发现新的可能性。通过这种方式，你的孩子才可能会带给你惊喜，因为他们的成长和所取得的进步你在自己的认知范围内根本无法想象。

拥抱可逆性：有时会出现意想不到的机会，你可能希望为你的孩子调整一个或多个目标。在这种情况下，可以随时改变方向，改变预定的目标，我称之为可逆性。甚至有时候，当孩子发展的道路敞开时，你会想要彻底改变一些目标，再次要求你改变自己预定的目标和你正在采取的任何相应的行动。常常在你寻找解决目前问题的道路上，却偶然取得了解决孩子其他方面问题的重大突破。你的这种可逆性使你能够对孩子的表现做出即时的反应，要坚持可逆性的原则作为优先，而不是固守着一个死的目标或一条道路。

放手： 千万不要试图控制孩子的结果。你可以对孩子的成长产生无比深远的影响，可以在使他进步的过程中做出巨大的贡献，这会极大地增加他变得更好的机会。然而，你的孩子在任何时候所做或所能做的事情都是你无法直接控制的。当我们试图控制结果时，事情就开始变得糟糕。孩子的大脑需要自由去创造和整合数十亿的信息，这就是我们如何形成新的技能的过程。当我们过于有意地和死板地试图控制结果时，我们就是在假装知道那些我们根本不可能知道的东西；而这样做起到的"最好"的效果是，我们努力地控制、限制了孩子并减少了他们创造新的可能性的机会。

珍惜联系： 了解此时正在发生的事情，让你的孩子引导你下一步应该做什么。同时孩子的内心和思想上也获得了他们需要从你这里获得的，那些能帮助他们超越他们限制的东西——你所能看到的，你们所能感受到的联系。通过这种专注，你们都会感到自己充满力量。

拥抱错误： 允许你的孩子和你自己有犯很多错误的空间。不要担心是否正确的使用了这些"要素"。不要担心你的孩子做得是否正确。甚至不用担心如何实现灵活的目标。错误创造了一个信息宝库，从中你孩子的大脑（和你的大脑）可以发现实现不同目标的方法，并找出如何实现你为孩子设定的目标。大脑是一个自我组织的系统，它会通过大量的实验和类似的实践，自发地达到目标。目标越大，挑战性越大，你孩子所拥有的犯错、自我纠正、自我发现的空间就越大。

　　一个有特殊需求的孩子会对父母提出巨大的要求，它创造了我们任何人都无法预判的非同寻常的挑战。这个过程存在着的巨大的不确定性会导致恐惧、担忧和困惑。这些感觉往往会促使我们采用严格的目标，希望找到解决方案和安全感。虽然你可能感到困难重重，尽管你充满了不确定性和恐惧感，但只要你能做到，就可以一次又一次地回到灵活目标上来。不要让恐惧和不确定性决定你为孩子设定的目标，也不要让恐惧和不确定性决定你要帮助孩子实现目标的方法。

10 要素七：学习的开关

在生活中时刻准备着学习新东西，那么你就会有所得。

——沃农·霍华德

当然，学习开关只是一个比喻，并不是我们大脑中的生物力学装置。这是一种用于描述这样一个事实的方法：在任何确定的时刻，你孩子的大脑要么准备好学习——成为它所设计的学习机器——要么还没有。当学习开关打开时，它可以在更高的设置上，使你的孩子成为一个更强大的学习者；或在较低的设置上，使你的孩子成为一个效率较低的学习者。

我们大多数人都非常清楚打开或关闭学习开关意味着什么。这是你大脑工作方式的真正改变。你会变得更加警觉，对你自身开始感到有兴趣，突然可以体会到以前无法理解的事情，或者能够做一些以前无法做的事情。

利用脑电图来测量脑电波，我们可以检测到当学习开关打开和关闭时大脑活动的显著差异。但我们不需要电子设备就能在我们的孩子身上识别它。我们能感觉到孩子们什么时候接受我们说的或做的。当他们意识到他们周围或他们内心发生的事情时，我们也会意识到。我们注意到他们变得反应灵敏。我们可以从他们的眼睛、动作、面部表情，或一个词、一个声音中意识到这种反应。

认识到孩子的学习开关是打开的还是关闭的是非常重要的。当它关闭时，不管你怎么对待孩子，他都不会学习或改变。当它被打开时，大脑不仅能接受来自孩子周围世界的视觉、听觉、嗅觉、味觉和触觉，而且还能接受它们内在的感受和知觉。孩子开始用这所有的刺激来做新的事情。他开始学习。大脑开始发生变化。

斯科特的突破

斯科特曾被诊断为发育迟缓，他在每个发育阶段都发育得很慢。他在两岁以后才开始会走路，也是通过大量的治疗和辅助才得以实现。他有注意力缺陷多动障碍（ADHD）的所有症状，即使在私教的帮助下，他也无法学会读和写。斯科特体重有点超标，走路相当笨拙，空间知觉也很差。但是他很善于交际，语言能力很强。他能与周围的人和谐相处，这表明他情商很高，是一个非常可爱的孩子。

在我和斯科特见面之前，我知道他今年10岁，正在读四年级。我先通过电话和他的父母进行了交谈。从他们告诉我的情况来看，很显然，尽管他们付出了相当大的努力，但这个男孩并没有学到别人想教给他的东西。据他的父母所说，斯科特或多或少能认出字母表，但几乎没有连贯性。

我从斯科特父母对他的描述中认识到，他所学到的只是他失败的阅读经验。他在试图理解阅读和写作时，大脑所形成的模式导致了他一再的失败；这些失败模式越来越深地刻进了他的大脑。他的大脑已经缩窄到只能重复他已经知道的事情，而且在这个过程中没有产生新的信息；他的大脑一次又一次地重新创造出失败的体验。所有这些都清楚明白地告诉我，他的学习开关在阅读和写作方面，是关闭的。

当他的父母告诉我他在阅读和写作的辅导课程中有抵触和不合作时，我并不感到惊讶。我希望他对这种教他的努力至少表现出一些厌恶和抵制。毕竟，谁会想在同样的事情上一次又一次的失败呢？

> 毕竟，谁会想在同样的事情上一次又一次的失败呢？

我向他的父母建议，在我和斯科特一起工作之前，我要求他至少 2 个月之内停止接受任何辅导或任何读写的尝试。我希望斯科特能有一段时间来摆脱他目前所经历的反复失败的模式。家长会见了学校的心理学家以及与他们儿子一起工作的人。每个人都被要停止两个月的教学的想法给吓坏了。他们说，他们担心他会失去迄今为止所取得的一切进展。但是他又取得了什么进展呢？他唯一要失去的是他根深蒂固的、受限的失败模式——而失去这种模式将会是一件好事。

经过协商后，我建议我们等到斯科特的暑假，那时候他的父母能更容易带他来我这里上两三个密集的系列课程。他们同意了。我第一次见到斯科特时，他似乎有点害羞，但很可爱，很有礼貌。我问他是否愿意为我写下他的名字，这是大多数孩子都喜欢做的事情。他有点抱怨，有点抗拒，但最终还是同意了，开始尝试性地把铅笔在纸上慢慢地、小小地、圆圆地、锯齿状地移动着。写完第一个字母时，他停了一会儿，尽管他写得潦草的字与字母 S 或其他任何字母都不相似。他又开始写了，好像要写第二个字母。他把第二个字母写在第一个字母的上面，画出了同样的小的、锯齿状的圆线。他就这样以同样的方式继续写了五六次，每次都把一个字母叠在另一个字母上，然后在他完成了写自己名字的任务后他停了下来。他看着我，好像希望我会认可他所做的一切，他显然不知道自己是成功还是失败的。我向他道了谢，没再多说什么，接着继续课程内容。

我非常清楚，斯科特不知道如何读或写。从他僵硬的肩膀和手臂，以及他脸上紧张而冷酷的表情可以清楚地看出来，他的学习开关被关掉了。这方面的进一步证据则是，他重复了过去 4 年中他所学到的模式化的行为。他没有期待或盼望着创造出不同的东西或改变。他的学习开关被关闭了。

在第一节课和下一节课中，我注意到当我移动斯科特的头时，他的头是朝右边转的，但他从来没有把眼睛移向右边，也没有自愿地把他的头移向右边。他似乎对右侧空间缺乏认识。他走路的笨拙以及我对他努力写作时的观察都向我表明，他的大脑缺少了协调他动作所需的一些潜在的分化和映射。我们要做的第一件事就是打开斯科特的学习开关。否则，任何试图让他学会读和写的尝试都是在浪费时间。

我开始使用我在第 6 章中描述的工具，用手指在他的脸、手臂、手掌、背部和胸部上画一个点、一条直线或一条波浪线，以唤醒他的大脑开始去感知差异。起初，他无法分辨这个形状是什么，也无法区分每个形状。但很快他就变得很擅长了。我继续帮助他了解自己的整个身体，逐渐让他做他非常喜欢的更复杂和更精细的动作。在几次课程中，斯科特完全停止了抱怨。他热情地参与每一个环节，打开了他的学习开关。他开始对我们应该做什么提出了自己的想法和建议。他笑得更多了。他在自己的环境中感知到了更多，并对此进行了评论。他的思维一天比一天敏锐，而且他明显地变得更强大，动作更熟练了。他对此感到很有趣。世界对他来说开始变得更有意义了，并且他被自己的新知识赋予了力量。

这时我问斯科特是否想再写一次他的名字，他激动地答应了。他手里拿着铅笔，慢条斯理地写着 S–C–O–T–T–Y。这一次，每个字母都有独立的空间，每个字母都能很容易地辨认出来。

接下来的 1 周，斯科特和他的父母回家了，在家里他看到了他的私教。她对斯科特说，她来的目的只是按照约定来和他玩，不需要上任何阅读或写作课。不过，后来她打电话给我，告诉我斯科特走进了她的办公室，径直走到放着一堆木制信件的篮子里。他把一篮子信拿到他们用来读写的桌子上。她告诉斯科特今天他们主要是玩的。尽管如此，他还是坚持用字母造词。私教告诉我，他的主动性和进步让她非常震惊。"他今天完全变了一个样！"她喊道："他不仅知道这些字母，还想尝试写作和阅读。"更让她印象深刻的是，他非常的高兴，没有任何抱怨或分心。他一直保持着专注。他的注意力和集中力都很突出。他想要学习。我告诉她："他的学习开关现在打开了，我相信你会看到他正在以令我们所有人都惊讶的方式发展着。"

孩子是个整体

我们遇到问题是，我们只是狭隘地关注孩子问题或障碍的特定部分是一种正常而自然的反应。但这有一个大问题：当我们这样做的时候，我们就不再能看到一个完整的孩子了。孩子的全部领域，有着丰富的内在经历和复杂性，它们往往会避开我们——而我们自己也常常只能以有限的方式进入。我们不知道，我们自己的学习开关被关闭了。当我们敞开心扉，扩大关注范围时，我们就能看到孩子超越了他的限制，超越了我们的担忧，我们就会重新开启我们自己的学习开关。我们开始更全面、更整体地看待我们的孩子。我们发现了一些以前没有注意到的关于我们孩子的事情。我们发现了新的和孩子互动和帮助孩子的可能性。突然间，对我们孩子有用的新机会出现了。我们变得更有创造力，更好地帮助他的大脑分化和进化，即使这些分化和进化的区域是那些与他们已知问题不存在直接的关联或没有明显关系的区域。然而，通常情况下，孩子会以我们无法预测的方式在对于他最有挑战的领域有所改善。这个过程打开了我们自己的学习开关，也打开了我们孩子的学习开关。它提升了整个大脑的组织能力。

当我们敞开心扉，扩大关注范围时，我们就能看到孩子超越了他的限制，超越了我们的担忧，我们就会重新开启我们自己的学习开关。

把孩子看作一个整体

虽然我没有忽视斯科特父母所关心的局限性，但我从过去的经验中知道，把这种意识放在我的脑后，保持我的学习开关打开，把孩子看作一个整体是非常重要的。通过这样做，我很快就了解到关于斯科特的许多事情：他很可爱，他具有情商和对他人的意识，但他对如何写作连模糊的概念都没有，他无法把头移到右边，他眼球的运动很有限，而且他似乎未分化出对空间感觉的组织能力。我还注意到，虽然他能走路，但他走得不好。这些信息带给我的印象是，尽管他空间感不好，身体认识不清楚，但是他的大脑能够组织这种高度复杂的活动，这意味着实际上他有一个非常好的大脑。

我知道当斯科特的学习开关打开了——他的大脑能够更好地区分和组织他的动作和感觉——这将改善他的生活。但我事先不知道他会在哪些具体方面上有改进。思考、感觉、行走、跑步，当然还有阅读和写作，都取决于大脑区分和组织孩子自身这些方面的能力。所以我将斯科特当作一个整体来观察的观念继续指导着我。我首先通过温柔的动作来引导他，帮助他提高自身对身体的认识，这显然是他所缺乏的。然后我开始在他的皮肤上画上不同的线条，就从他的脸开始。他首先成功地区分了我画的圆点，我画的直线和我用手指画的波浪线。请注意，所有这些都为他的大脑提供了一个机会，不仅可以帮助他区分各种不同感觉，并将它们与相应的形状联系起来，而且可以更好地进行常规的区分。我试着将他的眼睛和头移动到右边，这为他打开了右边的空间。他的世界对他来说开始变得更有意义，他觉得行动变得更安全了，并且能够尝试更多的冒险。

> 思考、感觉、行走、跑步，当然还有阅读和写作，都取决于大脑区分和组织孩子自身这些方面的能力。

在与那些和我一起工作的孩子们谈话的过程中，我总是努力让自己的学习开关打开并保持在较高的状态，这不仅是为了保持我对孩子的整体意识，而且是为了观察他身上的变化，那些告诉我他的大脑已经被唤醒——他自己的学习开关已经打开的变化。这样，孩子就可以体验到自己的整体性，而不是他的限制。

在整个课程中，我的注意力都集中在斯科特的整体性，而不是他的限制上。我对他学习和成长的任何机会都保持开放性。我利用不同的要素为他的大脑提供机会，体验更大的差异，提升他自己的组织能力和发展。斯科特正经历着自己的成功，随之而来的是对学习的喜悦和兴奋。

当你打开自己的学习开关，用整体观去看你的孩子时，你会发现你也会帮助你的孩子打开他自己的学习开关。

科学告诉我们关于学习开关的内容

虽然"学习开关"一词并不是描述大脑中一个可以像电灯开关一样打开或关闭的机械装置，但它确实描述了一个可以观察到的现实。在我和孩子们的工作中，我已经成千上万次地看到一个孩子的大脑是否处于学习模式。当孩子的大脑处于学习模式时，我们对他做的任何事情都会使他在发展中前进。当学习开关关闭时，无论你做什么，他都不会有什么变化；在大多数情况下，孩子的限制会变得更加明显。

> 当学习开关关闭时，无论你做什么，他都不会有什么变化；在大多数情况下，孩子的局限性会变得更加明显。

尽管世界各地的实验室每天都有新的发现，但大脑在许多方面的学习能力仍然是科学界的谜。也许有一个更重要的科学观察是，在实验室里有一些可以测量的条件，在学习发生之前，这些条件必须存在。例如，要开启学习模式，必须要有足够的唤醒状态。这种唤醒状态包括生理上的、生化上的和心理上的。

我们的情绪在唤醒过程中起着关键作用，影响着神经细胞之间的交流，或增加或降低着突触敏感性和神经细胞之间的信息传递，这是所有学习和发展的基础。科学告诉我们大脑中产生的化学物质叫作神经递质，是由我们的情绪所触发的。这些神经递质会改变神经元相互之间的影响，增加或者减少大脑中的唤醒状态，这取决于该情绪是什么。通过这种方式，情绪极大地影响着整个大脑的信息处理。它们有可能使大脑进入一种专注的学习状态，或者关闭它，当大脑被关闭时，几乎很少或根本不可能进行学习——学习开关被打开或关闭。

大多数大脑研究者都同意情绪也能引导我们的注意力，这对于任何学习新的东西来说都是必要的。悲伤的情绪会影响我们所关注的东西，此时我们关注的方式与我们快乐时关注的方式大不相同。我们的情绪不仅影响着大脑处理信息的方式，而且还影响着我们思维的组织方式。兴趣是最普遍存在的情感之一，如果要学习的话，它似乎是必须存在的。动物研究表明，动机和参与使整个大脑同步，能够帮助动物更好地组织自己。

了解我们对情绪和大脑的认识，对于有特殊需求的孩子的父母了解焦虑和恐惧对孩子学习过程的影响尤为重要。焦虑和恐惧缩窄了孩子的注意力范围，这些情绪将孩子的注意力都集中在想办法让自己感到安全方面，而不是其他的方面。正如儿童情感和感觉运动的发展丛书的作者——研究员 Alan Fogel 所写的："对威胁的反应和寻求安全的能力是我们神经系统最重要的工作。"焦虑和恐惧会关闭儿童的学习开关。

对威胁的长期压力反应（感知的或真实的）尤其具有损害作用。它可以损害大脑中的受体，从而对情绪和记忆产生负面影响，并使孩子产生多动的表现。焦虑、恐惧、疼痛和疲劳都会使孩子的学习停止。安全、与父母的联系、玩耍、快乐、舒适、接受和爱都有助于开启学习开关。

> 安全、与父母的联系、玩耍、快乐、舒适、接受和爱都有助于开启学习开关。

打开孩子学习开关的工具

这里提供的工具将帮助你开启孩子的学习开关，并将其拨到更高的设置。你的孩子会成为一个更好的学习者。他将学习到如何学习，他将更快地、更进一步地成长和发育。

开关打开了吗？ 学会识别孩子的学习开关何时是打开着的，一些家长把这描述为"面纱已经揭开"的印象，你孩子的眼睛会变得更明亮，他会随着你的动作移动眼睛。他变得更加活跃、更加有生气，并且开始动得更多。即使是以最小化的方式，他也能参与你和他一起做的任何事情。他微笑、大笑或以其他方式表明他是幸福的。也许你注意到他很好奇，很感兴趣，这时他更清楚地知道他内心和周围发生了什么。

打开你自己的学习开关： 为了能帮助你的孩子打开他的学习开关，你首先需要打开你自己的学习开关。当你把自己带到这状态时，那么你就已经打开了你的学习开关。一旦你这样做了，注意：要对你的孩子感兴趣，并注意到他发生了什么。与他一起来调整你自己，以便你能为他提供茁壮成长所需要的条件和不断变化的投入。首先要知道什么情况下有可能打开你的学习开关，然后继续你的意图去这样做。接下来，想象有一个房间或其他空间，在其中你可以随时打开一个发光的开关。给这个开关设置一个你喜欢的颜色和形状。然后想象进入这个空间，打开开关。在你的脑海里，看到你的大脑被点亮，准备在与孩子的互动中创造新的想法和可能性。你做得越多，这就会变得越容易，直到它成为你的第二天性为止。

避免开关关闭

即使你有最好的意图，你对孩子做的一些事情也可能会关闭他或她的学习开关；对你来说，注意这些事情并避免它们发生是非常重要的。这里有一些常见的要注意的学习开关关闭的问题。

疼痛： 毫无疑问你肯定听到过这样一句话：没有付出，就没有收获（英文谚语：No pain, no gain）。当你打开孩子的学习开关时，恰恰是相反的；疼痛和不适一定会关闭学习开关。有些情况下，例如必须经过某种医疗程序或疾病的特殊症状，此时除了让你的孩子经历痛苦之外，我们别无选择。在这种时候，我们要尽力安慰我们的孩子，帮助他感到安全和被爱。然而，有些时候，很幸运，疼痛是可以避免和需要避免的，这时孩子和他大脑的所有重要能力都可以得到发展。

如果你的孩子哭了并且拒绝接受特殊的治疗时，他很可能会经历身体或情感上的痛苦，并且还伴随着精神上的痛苦。他大脑的工作首先是要确保他的安全，确保他感到受到保护和安全。痛苦意味着危险，焦虑是他对危险的反应。绝望甚至抑郁是他对痛苦、危险和恐惧的反应，这些痛苦、危险和恐惧不会消失，或者还会反复出现。每当他有这种感觉时，有一件事是非常确定的：他的学习开关被关闭了。所以无论你对你的孩子做什么，无论是日常活动还是任何家庭锻炼和治疗，都要寻找适合你孩子的方法。确保他所做的事是愉快的，他对此感到很安全。避免痛苦反复出现。

过度重复： 无论是用语言训练孩子，或是让一个或多个成年人来帮助孩子爬行，或是在痉挛的手臂上反复做关节的屈伸运动，你都要知道，当机械重复过多的时候，这样的活动会很快关闭孩子的学习开关。当这种情况发生时，此时的锻炼或日常活动将起不到应有的作用，它们更倾向于将孩子带入不停地强化现有的限制、不适、恐惧、焦虑的模式，或是一直试图从不愉快的经历中努力解脱的强烈挣扎模式。

只有当你的孩子知道如何做好他以前做不到的事情后，重复才是好的。当这种情况发生时，他会一次又一次自发地重复自己的行为，享受自己在这个过程中，用快乐和成功的感觉刻画出成功的新模式。所有的孩子都是这样做的。在这之前，不要一遍又一遍地重复同样的事情，希望能为你的孩子获得不同的结果，停下来！开始应用之前提到的要素，从变化、灵活的目标和热情开始，这些是针对过度重复的良药。你将打开孩子的学习开关。

> 如果学习没有发生……停止你正在做的事情；它不起任何作用。

疲劳：让孩子的学习开关关闭的最难以捉摸的方式之一就是疲劳。当学习开关打开时，孩子的大脑会以每分钟数百万计的速度建立新的连接，以难以置信的速度变化着。这对你的孩子来说是很难的。脑力劳动会消耗大量的能量。研究人员发现，理想的学习时间跨度是不超过 20 分钟的。这个假设的前提是学习正在进行。如果没有学习，也就是说，如果你怀疑你孩子的学习开关已经关闭——那么停止你正在做的事，因为它起不到任何作用。只要超过 20 分钟，大脑就会丧失或开始抑制那些刚刚形成的、新的、仍然脆弱的神经连接，孩子就无法继续学习他刚刚学到的东西了。

我经常告诉父母，当你的孩子在做一些新的事情时，不要听从自己内心的冲动，试图让你的孩子反复地重复这项新学习的内容，感觉似乎他是真正在学习。应该立即停止，不要让他重复。或者把你和孩子一起做的活动转移到一个完全不同的活动形式上；又或者，如果你发现你的孩子开始疲劳，或者已经变得只专注于内在了，或者以其他方式全神贯注于他的想法、感受和感觉，请给你的孩子时间去整合这一切。如果他饿了就让他吃饭、睡觉、玩耍，恢复健康也是这样的。你可以稍后再和你的孩子进行交流。

无力感：当孩子感到疼痛、不适、无聊或困惑，或做的事与你想让他做的事没有关联时，如果你仍然坚持下去，孩子会对此感到很无力，从而关闭他的学习开关。当你的孩子参与其中并表示很感兴趣时，当你对孩子的经历做出反应时，他会感到充满力量，他的学习开关就会打开。因为他在情感上参与了这个过程。你可以感受到他的兴奋和活力的增强。这并不意味着你要做你孩子想做的任何事情，但是要确保你在任何时候都要对孩子的经历做出真实的反应。

打开学习开关的方法

以下是一些工具，你可以有目的地使用它们来帮助打开孩子的学习开关。请尽可能频繁地使用它们。

孩子的兴趣：找出你孩子的兴趣所在。它可以是特定的声音、颜色、形状、游戏、活动或特定的食物等。

使用其他要素：集中注意力的运动、慢、微妙、变化、热情、灵活的目标、想象和意识。把任何基本要素和你孩子喜欢的东西结合起来，几乎可以说肯定会打开他的学习开关。一位自闭症孩子的家长发现，她的孩子喜欢触摸和感觉彩色丝带织物。她就收集了各种各样的彩色小条，以创造性的方式来使用织物的颜色和触觉，并用各种变化来帮助孩子的大脑进行分化。

对你的孩子抱有好奇心：要经常观察你的孩子在情感上、身体上和精神上是如何受到影响的。当孩子打开学习开关时，你要知道他所想的、感觉的、感知的、看到的和听到的一切都在为他的成长和发育所服务。每当学习开关打开时，他就会找到对他有意义的新发现。

不管我们想让孩子做什么，还是我们关注的问题是什么，让我们的孩子发现新东西的方式，不是通过我们努力地"让"他们学习，而是通过我们的帮助，在学习开关打开的情况下，以及不限制他使用刚获得的那些新信息的情况下，让他的大脑自己完成工作。爱因斯坦提到了一种他称之为"重组游戏"的东西，简单地说，就是要允许信息混合在一起，就像在一个奇妙的炖锅中，各种调味料混合在一起，形成它们自己的新联系，并生产出一种人们无法预测或系统地定制出来的新东西。这就是变化诞生的地方。

11

要素八：想象力和幻想

可能性的缓慢导火索是由想象力点燃的。

——艾米莉·狄金森

我喜欢"胡言乱语"，这能唤醒大脑细胞。

——苏斯博士

人类的大脑赋予我们去想象、幻想和从内心创造新事物的能力，而外部似乎什么都没有。孩子想象、幻想和预想的能力是他们成长和发育重要的一部分。很大程度上，孩子这个能力的高低决定了他未来的道路。这将在孩子成长过程中帮助他塑造个人的能力，包括从最基础的能力到他将来生活中可能应用到的能力。

想象力点亮了大脑，创造了数以亿计的新连接。这个能力通过想象力和对未来的幻想形成了新连接，是对我们最终的馈赠，让我们可以超越想象，创造新的可能。正如爱因斯坦曾说过的：想象力就是一切。它能让我们预知生活中可能出现的事情。

我们可以将想象力设想成孩子未来的一份珍宝。在健康孩子中，结合了想象力的创造性的能力是非常活跃和丰富的。这对于孩子即将探索这个世界是非常重要的，能够促进孩子发展新的技能和能力，以及探索无止境的新的可能。

> **我们可以将想象力想成对孩子未来的一份珍宝。**

当一个孩子有特殊需求时，他自发的想象以及幻想趋势可能会被全部或者部分的中止。发生这种可能是因为他遇到的挑战，也有的时候疼痛会占据他所有的注意力，他所做的只能是简单地应对这一切，然后保证生存。或者，另外一种原因可能是因为他本身的疾病情况限制了他大脑想象的能力。不管原因如何，我们能做的就是尽最大可能去唤醒孩子想象的能力，让他能获得所有健康孩子都赖以学习和发育的这份珍宝。通过想象力和幻想，孩子的大脑能得到提高，达到最大的功能水平。这个功能水平能更好地帮助他找到克服自己缺陷的解决方法。

让我们走上一条崭新的道路

我初次接诊阿里是在他5岁的时候。他当时的诊断是自闭症。他的个子比同龄人更高，瘦瘦的，很好看，他有一双大大的棕色眼睛。他有着自闭症谱系障碍孩子的很多典型症状，但可能最突出的问题还是他严重的刻板行为，以及在句子中缺少对人称代词

"我"的使用。他的父母第一次带他来治疗时还带了一个便携式的 DVD，准备播放阿里最喜欢的儿童节目"托马斯小火车"。

在开始第一次治疗时，我把阿里放在桌上的时候，他的父母建议我播放那个 DVD。因为他们相信播放这个节目能让他减少焦虑。而我则不建议播放，试着看下阿里的反应以及我能否和他建立联系。几分钟之后，阿里很明显地开始焦虑起来，不能参与治疗。然后我就说那就播放节目吧。当一开始播放，阿里就被固定在这个小小的屏幕上，此时最值得注意的事情发生了：他开始逐字复述这个故事，比影碟机播放的还要快几秒钟。他完全将整个故事记在了心里，整整 10 分钟的故事。除了其他所有的明显问题外，这个行为最突出。我意识到阿里在复述这个故事的时候，没有用一点点自己的想象力，他的复述就像是一台机器。他的用词或者说话的声调没有任何变化，他没有将自己带进故事里。当影碟机播放停止时，他会立即伸出手将开关再次打开，一遍一遍地重复播放，以同一种方式进行复述。

通过对他使用要素——集中注意力的运动以及其他要素治疗一段时间后，阿里的肌肉紧张开始有所改变，他活动时的身体更趋向于平稳和协调。通过这个改变我很明确地知道他的大脑开始被唤醒，并开始对外界有反应。治疗时我会在一个特定的时间点暂停几秒钟影碟机的播放，阿里看起来似乎已经有所警觉，他虽然在继续复述这个故事，但是明显紧张程度也有所增加。我快速地打开影碟机继续播放，当影碟机重新播放的时候，他的复述就和之前的故事不同步了。他看似找不到方向，只好停下来。我温柔地鼓励他从现在播放的这段重新开始复述。迟疑了一会儿之后，他照着我说的做了。我让影碟机播放一会儿，然后告诉他让他准备好，因为我又要暂停这个影碟机的播放了。当我又暂停后他还是继续复述他的故事，好像这个影碟机在一直播放一样。但是这次当我又重新播放的时候，他意识到自己和声音轨道不同步了，他能够迅速地自己返回，与原先的声道同步。

第二天，当我开始给阿里治疗时确保影碟机是开着的。这次我想和阿里尝试一些新的。在我暂停播放后，我开始询问他一些关于故事时间线的问题。然后我发现这次新的改变的尝试真是太棒了！例如，我说："托马斯可能这次不想马上翻过那座山，他可能决定先去麦当劳吃点薯条。你怎么想呢？"把我自己的想象带进故事中，我期望也可以将他一起带进我的想象中。他的第一反应还是很焦虑，然后更快速、更用力地开始复述故事。然后我退回和他说："好了好了，没事。"我重复他刚才最后说过的故事片段，然后将影碟机调到他说的地方再开始。

在我帮助阿里用各种方法活动 1～2 分钟后，我意识到他的身体开始变得更加柔软，他的后背变得更加有力。这个现象告诉我他的大脑被唤醒了并处在学习模式中。我再次暂停了影碟机的播放，建议用想象力替代故事线。这次阿里的焦虑反应比之前要少。他像是从沉睡了很久的状态突然被惊醒了一样。他看着我，然后说出了自己的想象："托马斯去打怪兽了。"阿里正在使用他的想象力！

很快地，这样的想象就变成了我们的游戏——为托马斯创造新的冒险。阿里不再因为我突然的暂停而感到沮丧。他开始变得有想象力，创造新的故事线来代替之前一次又一次地复述故事。他甚至开始学习倒叙故事，让我知道哪些他是跟着故事说的，哪些是他自己虚构的。

另外，阿里现在越来越喜欢和爸爸一起玩球，把球往前、往后扔。当他想让爸爸把球扔给自己的时候，他会说："扔球给你。"当然他的原意是："扔球给我"。在阿里开始使用自己的想象力之后的几天，我想看看他的大脑是否能够识别代词。我尝试通过大量的变化来帮助他去区分我（主语，英文：I）、你和我（宾语，英文：me）。刚开始阿里好像不能够改变这个用法。但是后来他会停下来一会儿，然后似乎进入了一个自我沉思状态。接着他就转向爸爸，对爸爸说："扔球给我！"具有想象力后的阿里不仅创造了新世界，也让他更好地认识自己，准确地使用代词来区分自己和其他人。

想象力的真实性

我们从阿里的故事中知道，想象力是真实的，它是大脑一个真实功能的体现，是大脑确实能做的事情。创新以及激发孩子的内在和外在世界都是无价的。想象力能够提高孩子大脑功能的质量，创造新的通路，以及改善活动、思考和感受的方式。

想象力能够提高孩子大脑功能的质量。

想象力是无形的——也就是说我们摸不到、看不到、闻不到也听不到它，它很难被想象成一个真实的东西或者去相信它很重要。反之，它并不仅仅是真实的，而是对于所有的改变和成长都是必需的。研究表明，那些用自己想象力去演奏的成人钢琴家比那些只是不断练习的钢琴家演奏得更加出色或者说有更好的成绩。那些用他们的想象力来练习的人获得了用最少的身体练习来进一步学习技能的优势。他们更善于运用这种强大的工具——想象力。

想象力和创新总是并驾齐驱。想象一下一个孩子正在玩木棍。在他自己的想象中，他把这根木棍变成了一根魔法棒，这样他就创造了一个新的世界。然后他继续在这个新世界中玩耍，无数的新创意和新活动从中诞生。在这整个过程中他的大脑建立新的连接和模式，然后成为塑造孩子的一部分。

对于阿里来说，想象力的引导帮助他减少了自己的重复刻板行为——无止境地复述影碟机播放的故事——以及伴随着的焦虑。他自己想象力的觉醒帮助他的大脑可以更好地工作。这也使他走上了一条非常重要的道路——能更好地区分我和你，更好地认识他自己。

你孩子的天赋

我们都有发散思维的能力——有能力设想一个具体问题的多种解决方案。举一个简单的例子，我们想象一下回形针有多少种用途。发明发散思维测试的研究者吉尔福德（Guilford）指出，发散思维的人不仅能够很轻松地对单一的问题产生很多种解决方法，而且同时会判断出每个解决方法相关的有效性、独创性和效力。

利用吉尔福德提出的发散思维能力的标准，研究者兰德（Land）测试了 1500 个年龄在 3 ~ 5 岁的孩子，通过各自发散思维的指标，98% 的孩子被分到有天赋类，他们非常有想象力和创造力。当测试者 5 年后再次测试这部分孩子的时候，这群孩子已经 8 ~ 10 岁了，只有 32% 的人测试结果为有发散思维的天赋。再过了 5 年，就只有 10% 的孩子测试结果为有天赋。当他测试 20 万个成人的时候，只有 2% 的成人测试结果显示有发散思维的天赋。

你可能会问，这些和有特殊需求的孩子有什么关系呢？首先以及最重要的就是，要注意到越是小的孩子在发散思维上越具有天赋。这就意味着他们的大脑更具创造力和想象力，更加能通过发散思维想出多种办法从而达到一个特定的结果。当一个孩子有特殊需求时，他需要大脑发挥最高的潜能来找到独特的方法解决他独特的挑战。例如一个孩子从爬到走，从咿呀学语到说话，从来不是按照一个特定方式发展的。孩子发展到走、说话或者其他功能从来都没有唯一正确的道路。想象力为我们注入了这种惊人的自由，人类的大脑必须创造出独创性的解决方案。

> 当一个孩子有特殊需求时，他需要大脑发挥最高的潜能来找到独特的方法解决他独特的挑战。

我相信，当我们在帮助那些有特殊需求的孩子时，如果我们采取一种单一的、明确好了的途径，这些途径常常被我们认为是正常孩子发育出一种特殊技能的正确方法，那么我们将错失了帮助这些特殊儿童发挥他们最大潜能的最佳机会。假设我们能精确勾画出或者规定一条能让孩子学会和掌握某项技能的通路——比如，走路或者说话——我们就忽略了这些孩子能使用自己大脑的想象力、发散思维和问题解决能力去获得这些技能的能力，这些能力对特殊儿童来说才是必需的，他们需要使用它来应对自身的挑战。当我们支持一个孩子去使用他自己的想象力时，我们也在帮助他的大脑找到自己的解决方法。

这个男孩是个天才

很多年前，当我和费登奎斯博士一起旅行的时候，一对父母带着一个 4 岁的脑瘫孩子找到了博士。那次是这个男孩子进行的第一次治疗，他从等待区到费登奎斯博士的工作台需要上 5 级楼梯。这个男孩因为双下肢痉挛，所以走路时需要使用助行器，他移动助行器非常困难。就在他非常吃力地用他的助行器和痉挛的双下肢上楼梯的时候费登奎斯博士站在他旁边，非常耐心地等着他。

过了一会儿后，当这个男孩子正在爬第 2 ~ 3 级楼梯时，他正专注于自己爬上楼梯的任务，费登奎斯博士转向我，用希伯来语对我说："这个男孩是个天才！"

我问博士："你为什么这么说呢？"因为我看着这个男孩在费力地移动，但是看不到一点点天才的影子。

费登奎斯博士回答说："你看他上楼梯的方法！"

这段经历帮我确定了我以后如何去看待一个特殊儿童。随着时间的推移，我意识到看一个孩子的天赋并不是看他有多完美或者优秀的表现，比如毫不费力地就能爬上楼梯，而是要去看他在面临挑战时是否能使用想象力和发散思维去找到解决困难的独特方法，以应对其面临的严峻挑战。

正是这种想象力、发散性思维和创新的能力，使有特殊需求的孩子得以成功地成长和发育。

幻想的魔力

和想象力密切相关的就是幻想。孩子会有很多幻想。幻想会让孩子在自己安全的想法中去探索无数的可能性。他们的幻想创造了一个环境，在这个环境中，他们可以利用生活中每时每刻的各种感觉、动作、想法和人际交往的体验。神经生理学研究表明，所有的身体活动都是在大脑通过想象人在空间中的移动进行组织的，就像是当你梦到自己走路、跑步、游泳或者打网球一样。而这些你意识中的 3D 电影，是通过不断移动的活动的图像组织的，并不仅仅是通过视觉，还包括了你感觉到的所有信息。举个例子，孩子不去真正学习走路，而只是单凭想象力学习，并观察其他人走路，可以提供给他们大脑这些信息，使用这些信息大脑可以分化和组织，最终孩子学会站起来走路。当我们观察到周围人不同的走路、跑步或者移动的方式，我们就会想象自己也会使用这样的方式。我们的想象力和幻想让这些活动在我们的意识中鲜活起来。一个被狼养大的孩子学到的步行和跑步就会和狼一样；他会非常好地使用四肢去移动，但从不学着直立行走。同样的，孩子在自己的幻想中可能会成为英雄、公主、医生、艺术家或者教师，将来的某天这个幻想也可能会成为现实。

在我们寻找方法去帮助孩子使用想象力和幻想时，我们要帮助他们挖掘自己的梦想、幻想或者玩假扮类游戏——如果孩子移动困难，那我们既可以通过真实的活动，也可以通过他们自己内心的想象——我们通过这样的方式帮助他们获得他们自身无尽的能量和热情的源泉。很多家长会自发地和孩子一直做这类的活动，特别是通过游戏。这类活动可能会很简单很有趣，就像是孩子用他的手假装成一个小猫在到处走，去寻找自己的朋友；或者是妈妈的手变成了小猫，轻轻地靠近孩子的面颊。如果孩子的手有点痉挛的话，这样的活动形式会让他对自己的手感兴趣并且愿意活动自己的手。

幻想通常被看成是浪费时间。我们大多数人从小接受的教育是，需要我们总是非常集中注意力在我们正在做的事情，或者做事的时候保持非常清醒的状态。我们给自己幻想的时间通常是在空闲或者无防备的时候。我们甚至可能想过，幻想是无所作为的，所以每当我们看到孩子在幻想，就很容易把这个孩子想成是一个很懒惰的孩子。研究表明，事实上是相反的。虽然传统观念上我们认为我们更多的时间是花在目标明确的思考中的，偶尔会被不相干的思绪打断，但是研究表明大多数的时间我们其实是在指向性少、无意识的思考中。所以，事实上我们更多的时间是在幻想以及常规地被目标指向性的思考周期打断。当我们幻想的时候，大脑的大部分区域被点亮：这些区域和对冲动的控制、判断力、语言、记忆、运动、问题解决、社交、自发性以及感觉信息处理相关。换句话来说，孩子的大脑真正的活了——当他幻想时，大脑被点亮了。

当我们幻想的时候，大脑的大部分区域被点亮。

幻想是一件很正常和健康的事情。当一个孩子开始幻想时，他的大脑可能在很好地整合、组织信息，以及生成新的连接，这一切都可以在以后的生活中加以应用。幻想为孩子的大脑提供了肥沃的土壤，使孩子大脑可以将那些不可预测的解决方案和创造放在一起从而产生无穷的灵活性，对于特殊孩子来说，他们更加需要这样的能力。

孩子坐在教室里开始幻想时，通常被看成没有集中注意力去听老师讲课，可能导致错过当时老师所讲的信息。这看起来不是很好，因为我们想让他集中注意力听老师讲课。不管怎样，在那一刻，可能通过幻想，他的大脑处在将从老师那里听到的东西变得有意义的创新过程中。或者可能，老师刚刚讲课的内容激发了孩子大脑中的一个点子，这让老师原本的教学更加向前迈进了一步。

记住，我们不能把孩子当成一个空壁橱，只是去用信息填充它，这点很重要。孩子的学习过程是一个不断使用想象力和幻想能力创新的过程。孩子学习的所有东西都是通过他自己的大脑进行想象和创造的，并通过自己表达出来。我们尝试去教孩子的所有东西，如果孩子自己能学会那才是非常有用的。幻想在能让他自己去学会的能力中占了很大的比例。

科学告诉我们的想象和幻想

你可能会发现去动摇那些无形的信念是非常困难的，例如想象、白日梦和幻想并不是那么有用。当然同样的，与之相反的观点——当你在面对那些你根本无从下手去帮助的特殊儿童时，想象、白日梦和幻想这些手段是非常实用的——也是非常难以被人接受的。那么最新的研究可能会有所帮助。两位神经生理学家史蒂芬·杰伊·林恩和朱迪·罗埃研究了 6000 个男女，发现那些爱幻想、爱想象的人比那些不爱幻想和想象的人更具有创造力，更加擅长解决问题，也更加灵活、率真和有趣。所有的这些可以推测出一个结果，那就是他们的大脑通过想象力和幻想，产生了创建新信息和新模式的能力。

想象力和幻想不仅仅在精神和认知功能方面有影响。艾莉雅·克拉姆和埃伦·兰格的研究纳入了一个由 84 个女性客房服务员组成的小组，这些人分别受雇于 7 个不同的酒店。研究人员将她们分成了两组，第一组叫"知情组"，她们被告知他们所做的工作——打扫酒店房间，是很好的锻炼，而且这是外科医生建议的积极的生活方式。第二组叫"非知情组"，她们没有被告知任何信息。两个小组的人每天还是继续自己的平常工作。4 周后，知情组的人员体重、血压、体脂、腰臀比和体质指数都有所下降。而非知情组人员的相关指标则没有明显的改变。这个研究显示了想象力可以带来可测量的身体改变。让你的孩子运用想象力，提升大脑能量，可以做成任何你和她一起做的事情。

想象力和幻想的工具

孩子在 2 岁时就要开始参与假装或者虚构类游戏。他们有能力区分真实和幻想，可以进行富有想象类的游戏。他们区别真实和想象的能力，为发散性思维提供了机会，也为他们大脑的创造能力带来了显著的新的可能性。我提供的这些工具将会帮你把强大的想象力和幻想要素带进孩子的日常生活中去。

让我们玩吧：玩耍是激发孩子想象力最常见的一种方式。我们和孩子所做的这些，以及我们要求他们做的是非常严谨和有组织的。而对于那些有特殊需求的孩子来说，尤其是他们在接受治疗和额外辅导的时候，情况更是如此。任何可以将这些活动变成充满想象力的游戏的方法，都会让这些活动更加有趣和有效。这会给孩子带来轻松、愉悦和有趣的体验。通过游戏，你的孩子可能会变得更加地投入；这也会提高你孩子大脑的组织管理能力，以及唤醒大脑的创新能力。

和孩子一起想象：正如我们在阿里的故事中看到的那样，你孩子此时的想象能力可能受到了限制。当你和孩子互动时，开始引入想象的点子和建议。当你在做引导的时候，你要仔细观察孩子是否有任何想要参与的迹象。如果你的孩子可以说话，那么要非常认真地听他说，将他说的融合到你正在创造的形象、故事或游戏中。还记得阿里是怎么在故事里加入一个新的元素吗？他说"托马斯去打怪兽了"。不要去更改或者纠正孩子产生的想法！如果他的想象一开始没什么意义，或者他呈现的是错误的方式，那也不要担心。这是他最接近想象的第一次。这个第一次需要被滋养和欣赏。不管怎样这就是想象，想象没有对错。

如果你的孩子不能说话或者不能很好地表达，但是你看到他正在尝试参与进来，那么你可以问他很多问题，让他用是否来回答（举个例子，是可以用眨眼睛和食指保持不动来表示）。所以你可以说："兔八哥现在是要睡觉了吗？（在想象的故事中）或者兔八哥现在是在和她的哥哥一起玩吗？"耐心等待孩子的反应，将他的选择整合到你们共同的想象中去。

发现想象：当你注意到孩子在他应该要集中注意力或者认真听指令的时候走神了，不要立即阻止他。无论他在想什么，让他停在自己的想象中。如果你的孩子年龄很小，那就让他独自待一会儿，等他自己再缓过神来。如果你的孩子年龄够大，能听懂你的要求，那就过一会儿以友好和充满爱心的语气，非常温柔地告诉他："我对你现在脑子里想到的东西非常感兴趣，你能告诉我吗"？如果他看起来不是很理解，那就自己创造一个幻想和他分享，然后再问他你有没有什么幻想可以和我分享。大多数的孩子注意力都会回到这个点来，然后非常快速地参与进来。如果是一个更大一点的孩子的话，你可以请他将他的幻想写下来或者口述出来，你再帮他写下来。千万不要让他幻想那些你希望他做的事情，或者那些他应该能做的事情。所以如果你的孩子害怕吸尘器的声音，不能在他的幻想中告诉他自己是不害怕这个声音的。或者如果你的孩子不会跑，不要在他的幻想中叙述他在哪里走或者跑。确保那是你孩子自己的幻想。

休息一下，一起来幻想： 下次你再和你的孩子在一起的时候，他可能对你想尝试让他做的事情有一点卡住或者抵抗，那就停下来休息一会儿，一起来幻想点什么。你可能已经做过很多类似的事情，你向你的孩子描述了一些你以后要和他一起做的事情，一些你知道他喜欢的事情，作为一种让他平静下来的方法，或者让他保持专注于他目前正在做的事情的方法。这里你可以有意地和孩子一起做一些幻想和想象。例如你可以和他说："好了，让我们休息一下吧（刚刚是在做家庭作业），幻想一下，现在你最希望自己在哪里？"在他告诉你他想在哪里之后，你可以将他说的再润色一下："哦，你想去外面爬高？哦，还想去荡秋千？"然后带进更多的细节，甚至是想象中的存在和超越真实的事物，然后你可以鼓励孩子去描述如果他现在就在那里，他会做些什么。

你是不是和他在一起，就取决于他是怎么想的了。你可以引入一些运动和音乐到幻想中。你可以唱一首歌或者表演一段舞蹈。注意你的孩子是怎样恢复状态的。偶尔你可以将幻想的内容与孩子突然卡住的地方联系起来，或者干脆和他一起幻想做任何他感兴趣的事情，看看你的孩子是否能突然地解决他之前被卡住的问题。

讲故事：讲故事是想象和幻想的终极方式之一。鼓励孩子讲出他自己的故事、他的幻想，甚至是将故事写下来第 2 天再读给他听。实施——表演——他们的想象，或者部分他们想象的内容。无论孩子在哪些地方有限制，都用想象去帮他解决。你们可以虚构任何东西。让孩子花大量的时间去设计情景，再将这些情景演出来。用生活中任何一样道具将故事演绎出来，将幻想写下来，以后还可以再添加内容。让你的表达更生动，这样会唤醒你孩子的大脑去建立新的连接和可能性。

尊重你孩子的梦想：梦想是我们的未来。它组织我们的大脑，在我们的翅膀下提供风，把我们带到成就的最高峰。有一个梦想对于我们每个人来说都是非常重要的，无论这个梦想是大是小，它是我们努力追求的东西，是我们感觉被召唤的东西，是我们正走在实现它的道路上的东西。你的孩子也有梦想。记住，那是孩子自己的梦想，并不是你的。孩子的梦想并不是你的梦想，也不是你对他的期望。尊重孩子的梦想，关注他的梦想，并且认真对待他的梦想。梦想的本质并不是理性的，也不能被证实，它就只是梦想。梦想会随着孩子的成熟而改变。我想到我以前的一个小客户，是一个十几岁的小姑娘，轻度脑瘫，她的梦想就是成为一个舞者。显然她并不可能会被一个专业的舞蹈队聘请，我们所做的事情只是她能跳舞本身。事实上她真的是在跳舞！她在变化，她开始变得忽略自己身体上的缺陷而爱上它，她变得更加坚强。

自由去创造：你使用想象力和幻想越多，你和你的孩子越会发现自己正在创造出你们自己的方法将这个要素带进自己的生活。你是最了解孩子的那个人，去争取吧！继续在这条道路上快乐的前进，发现更多新的可能。

12 要素九：觉察

> 如果我们可以清晰地看到花开的奇迹，我们的人生都将发生改变。
>
> ——佛陀

在我早期的工作中，我意识到，如果一个孩子要积极地在某方面做出显著的、立竿见影的变化，他需要表现出与他的存在相关的某些特质。对我而言，在当时最能形容这一特质的描述就是：家里有人（译者按：原文为 there's someone home，此处比喻孩子不是"空的"，而是有人在的房子，说明他们内心具备觉察能力）。我观察到，当孩子更多地以这样的特质存在时，孩子在接受我的治疗后所能取得的进步会更加显著。这一特质与孩子其他必不可缺的特质如觉醒度、注意力、安全感、舒适感、参与感不同，它是孩子要做出巨大改变时所需的一种额外的特质。久而久之，我才明白这个"秘密的"额外特质就是：孩子对自己的觉察（awareness）、对自己周围的觉察，以及对自己和周围正在发生的变化的觉察。孩子应该成为一名观察者（observer），积极主动地去理解自己身体各部分之间的关系，去理解自己做了什么、自己身上发生了什么、自己的感受如何，以及自己带来的、可预见的结果和这几者之间的关系。孩子通过观察自己，甚至能在自己从未经历过的新奇的情景中，预测到可能出现的结果。

孩子的觉察可以快速地将自己的大脑提升到一个较高的水平，在这个水平下，孩子能以之前无法实现的方式去理解自己内心的世界以及他周围的这个世界。孩子智能发育的背后是觉察，其智能发育的过程是孩子依靠觉察的帮助，将大量随机的、无序的、如潮水般来自各个方面的感觉信息进行强化排序的过程。所有的这一切正是上文提到的那个特质：家里有人，即儿童能觉察（awaring）（这里的觉察是一个动词，即"去觉察到"这一行为。我们用觉察的动词形式——awaring 来提示自己，儿童正在做的是一种活动，是动态的、持续的行为。而我们通常在命名这一要素时，使用的是觉察的名词形式——awareness，我们只是使用这个词命名这一行为而已，但这个词本身会让我们觉得觉察是一个静态的、间断的过程）。

在我进入儿童治疗领域之前，我并没有仔细思考过婴儿、婴幼儿、幼儿是否拥有觉察的能力。而我开始注意到这个概念是在某一次与费登奎斯教授交谈中，他告诉我："宝宝们非常擅长觉察，如果没有觉察，他们就无法正常地生长发育。"他的描述让我感到意外，因为当时我难以在脑海中把觉察这个概念与宝宝联系在一起，那些可爱的、咿呀学语的、几乎做不了任何事情的小宝宝们，似乎不具备我一直以为的那种完全属于成年人的能力。这些年来我的经历证明了我先前想法的错误，宝宝们的确能够觉察。

跟我一起打喷嚏

奥利弗在 5 周龄的时候来到我这里接受治疗，他患有先天性关节挛缩，肘关节没有完全形成，用来弯曲手臂的肱二头肌被结缔组织取代。他的双臂向内旋，肩、肘、腕、手掌、手指均没有活动，毫无生机。奥利弗在遇到我之前，当有人尝试去锻炼他的手臂时，他常会因疼痛而哭闹。

奥利弗对我们的治疗做出了较好的反馈，进步迅速，他的手臂、手掌以及手指开始活动。由于他还是一个小婴儿，在课程进行时经常需要吸着母乳。奥利弗看起来非常享受我给他进行治疗。当他 9 周龄时，他能在不进食母乳的时候感受到足够的安全并躺在治疗台上进行治疗，而不是始终被他妈妈抱在怀里。有一天，奥利弗仰卧在治疗台上，而我正轻柔地以不同的方式活动他，这时我很想打喷嚏，于是我把自己的手移开并等待着喷嚏的到来。几秒钟后，我觉得喷嚏正在形成，我不停地呼吸："啊啊啊……呵呵呵……啊啊啊……呵呵呵！"

奥利弗目不转睛地注视着我，眼睛睁得大大的，一眨也不眨。随后我大声地打了一个喷嚏："阿嚏！"奥利弗依旧躺在那儿注视着我，继续盯着我看了很长时间，仍然没有眨眼。我看着他，好奇他是怎么回事，并跟他说："啊哈，我刚打了一个喷嚏。"让我大吃一惊的是，他开始用和我刚才类似的方式进行呼吸："啊呵呵……啊呵呵……啊呵呵！"我确信他是想跟我一样要打喷嚏，接着他发出了最后一声响声——模仿我打喷嚏的声音："阿嚏！"

当时映入我脑海的第一个想法是："噢，我的天啊，他竟然能思考！"我不知道 9 周龄的婴儿竟然能看到、听到、感受到、见证到这些事，并在大脑里处理这些信息，随后把他们理解得出的结果有意识地表达出来。奥利弗能觉察到自己"在家"，能够观察并对自身以外的事物产生兴趣，他能充分地觉察并组织自己的行为从而进行回应，而这已被他模仿我打喷嚏所证明。在我的概念里，毫无疑问，奥利弗能够觉察。

觉察是一种活动

当我们把觉察当作是一种活动时，它在儿童以及我们自己的生活中所扮演的角色会变得更加清晰。觉察不是一个事件，不是一种状态，也不是我们拥有的某件物品。就像我们并不是拥有行走、思考或者说话的能力一样，只有当我们执行这些行为时它们才会存在，这些行为并不能独自存在。觉察，就像活动一样，是一件由我们来执行的事。就像你会说："我在行走、烹饪，或是在和我的孩子一起玩耍。"同样的，我提议我们应该学会说："我在觉察。""我的孩子此刻在觉察。"或者是"我的孩子此刻不在觉察。"一旦你开始把觉察当作是一个主动的动词时，你就能学会认清孩子是否在觉察。

> 觉察能让儿童的大脑从当前的水平飞速提升至高一层次的能力水平。

当儿童在觉察时，他正动用他惊人的大脑的转换能力。觉察能将儿童大脑的组织和创造能力提升到更高、更有效的水平，觉察能让儿童的大脑从当前的水平飞速提升至高一层次的能力水平。通过觉察，儿童能使自己更好地觉察到自己的活动、思考、感受和行为，儿童能以在常人看来不可思议的方式进行改善。

儿童始终在觉察，无论儿童是在观察自己的行为时，还是在意识到自己在做什么、意识到自己能继续当前在做的事、以不同的方式去做这件事、改变做事的内容或停止时，他都在觉察。儿童早在能说话之前就开始觉察，觉察就像其他技巧一样，会不断地成长和发展。随着时间的变迁，当儿童越来越多地运用觉察的能力，他会做得更好，而觉察能力的提高能够极大地帮助儿童去克服挑战。

提高觉察能力：唤醒内心的观察力

我们每个人都拥有这个我们称之为觉察的能力，我们可以通过这种能力来观察、了解和改变自己。就像我们在奥利弗身上看到的，即使他只有 9 周龄，也能清楚地去觉察。觉察的能力不仅让奥利弗能模仿打喷嚏，并在之后为他去觉察到自己的手臂、学会使用它们起到至关重要的作用，他这具有创造力的、使用手臂的方法将会打破所有在他出生时人们对于他今后活动限制的预期。

　　觉察是每个儿童健康成长必不可少的一部分。儿童使用觉察越频繁，觉察能力就会不断拓展，变得更加强大，并更加整合到大脑的内部运作中。觉察的核心特质之一是它与自发的、难以抑制的行为和动作完全相反。觉察是自由的根源，它会提升大脑的水平让大脑去主动探索和选择，而不是让大脑去消极应变、自动运转。无论儿童的特殊需求是什么，你都能发现这些孩子在面临挑战时通常是伴随着强迫性和自动性的，在超越这些挑战时所需要的可自由发挥的空间看似很少，几乎没有，而觉察就能为这些孩子打开一扇门，带领他们走出被当前的限制所围困的"囚牢"。

　　觉察需要有一个虚拟的内在"观察员"，孩子的觉察就如同他内心发出的一道光，照亮了那些他之前无法看到或认知的地方。觉察与我们之前章节中详细探讨过的注意力不同，儿童可以集中注意力并专注于某件他感觉到、听到、看到、思考或者正在做的事，但在当时他并没有觉察到自己在做这些事。换句话说，儿童用来观察自己以及自己行为的内在"观察员"在当时没有主动参与。孩子可能会在看电视节目的时候集中注意力且被深深的吸引，可能会随时激动地拍手，甚至是和屏幕上的人物对话，而在当时他也许完全没有注意到自己正在做这些事。

> 觉察会提升大脑的水平，让大脑去主动探索和选择，
> 而不是让大脑去消极应变、自动运转。

　　这看起来对于一直在观察着孩子的人们来说有些不可思议，但如果孩子一直在发脾气、闹情绪，那么他很有可能完全无法觉

察到自己在做什么，也无法觉察到自己的行为是如何影响自己和他人的。儿童的内在"观察员"没有出现，他的大脑没有选择，只是自动运转，完成行为上的循环往复，他的大脑在一个较低的层次运转着，只有少量或近乎没有觉察的参与，没有选择的余地和自由发挥的空间。如果有一个外界的观察者在当时可以帮助孩子唤醒自身的内在"观察员"，让孩子开始觉察，他立刻就能改变行为，并有可能改变将来的行为方式。

有一点需要牢记，内在"观察员"是中立的，它只负责观察，不会去评判、诱导、执行或者是惩罚。我喜欢称之为亲切的"观察员"。一旦"观察员"被唤醒，觉察马上就开始运作，因此带来的改变用其他办法都不可能实现。

你的觉察是关键

不知你是否有幸能遇见一位拥有高度觉察能力、与常人相比更能明显地去觉察到自己和周遭的人？特蕾莎修女、圣雄甘地以及其他超凡脱俗的心灵导师就是这样的人。也许在你身边也有这样觉察能力出众的人，例如有一位老师可以让你有幸去向他学习。对我来说，这个人就是我的老师费登奎斯教授。

你也许会发现，在这种觉察能力出众的人面前，你至少会暂时被他影响和改变，会被激发出最好的状态，让你觉察到一些先前无法明白的事。你的思考会更加清晰，你在情绪上会更加冷静并且张弛有度，你会变得更加心胸宽广、仁慈、更有同情心。觉察能力出众的人所散发出的觉察的力量，会提升周围人的状态。同样的，你自己所提升的觉察能力，能帮助到你的孩子，去提升和改变孩子的大脑。清醒、亲切的"观察员"能带来一系列连锁反应，它能改变整个家庭，减轻压力，增加与家人间的关系纽带，并更多地去激发周围人的潜能。

> 觉察能力出众的人所散发出的觉察的力量，会提升周围人的状态。

我是这样的吗

朱丽亚是一名事业有成的医生，并与同样事业有成的另一半结为夫妻。几年前她带着女儿西拉（Sheila）前来向我寻求帮助。西拉被确诊为重度的注意力缺陷多动障碍（ADHD）以及各方面的发育迟缓：运动（虽然她可以行走）方面、语言方面和认知方面的落后。

在我们第一次课程快结束的时候，朱丽亚尝试着帮西拉穿鞋，西拉看上去完全没有觉察到自己妈妈的想法和努力的尝试，始终在到处乱跑；而妈妈则一直在恳求她坐到身边来，且说话的语气越来越紧张。朱丽亚说得越激烈、越快，西拉就会更多地撞向墙壁，行为愈发过激。朱丽亚是一位有才华的、A 型性格的女性，说话语速很快，句子也很长。朱丽亚的内在"观察员"在当时很显然是沉睡着的，她的大脑此时是在自动运转，没有主动觉察。即使朱丽亚很聪明，但她对于自己当前在做的事没有概念，她不明白自己紧张的声音、冗长且复杂的语句影响着她的女儿。在她的心中，她只是想着尽快让西拉穿上鞋，这样她们就能离开了。

　　我在朱丽亚面前坐下，询问是否能给她做一些指导，她马上回答表示可以。在那个时候，我充当着朱丽亚的亲切的"观察员"。我告诉她你很聪明，她感谢我的称赞，随后我向她说明自己并不是在恭维她，而是想帮助她来绘制一张图画，图画上有一些我希望她能去觉察到的内容。接着我告诉朱丽亚，她思维迅捷，讲话语速很快，并且语句很长且详尽。她看上去很惊讶，对这些描述没有概念，也从来没有认为自己会是这样。我继续告诉她，当她以这么快的语速、这么紧张的语气和这么复杂的语句跟西拉说话时，西拉只是无法听懂而已。我让朱丽亚确信西拉是非常聪明的，只是朱丽亚的讲话对于当时西拉的大脑来说，实在是太快、太紧张、太复杂了。

　　在与朱丽亚的交流中，我语速放慢，朱丽亚全程看着我并且紧张地（这是理所当然的）听我说话。我建议她可以观察自己的表现，这样她能放慢语速、简化语句、放慢动作，在和西拉相处的时候，尽量少说、少做。我还建议她应该去觉察自己的焦虑，并且在感觉焦虑的时候停一停，给自己一些时间冷静下来。

　　从那时起，朱丽亚开始以非常慢的语速说话，声线很放松，用简单的语句告诉西拉，让她过来坐下，这样才能帮西拉穿鞋。随后她停了下来，等待西拉的反应。过了一会，就像是朱丽亚发送给西拉的信息最终落地一样，西拉转向她的妈妈，走向椅子坐了下来，并且安静地让她妈妈帮她穿鞋。

　　几周过后，朱丽亚告诉我，她提高了对 A 型行为（她自己命名）的觉察，自己发生了改变，并为了家人改变了家庭氛围。现在西拉能理解自己在说什么，即使说话时语速又快且内容复杂也能理解，而朱丽亚也采用了更加有觉察的方式，特别是在与西拉相处时。

科学告诉我们的觉察

研究觉察的科学家们认为，他们面临的巨大挑战不仅在于调查和研究，更难的是如何为觉察下一个准确的定义。许多人会用意识（consciousness）和觉察互换。所有的动物都拥有某种程度上的意识，如果没有意识，它们就无法寻找基本的生活必需品。狗能意识到当主人的手提箱放在门边意味着什么，也能意识到当主人拿出牵引绳意味着是要带它出去散步。而我在这里用的觉察一词，和意识不同，不能同义互换。更准确地说，我用觉察一词是想强调一种观察自己、觉察自己的非凡能力，这是一种"知道你知道"的能力。当我们在照镜子时会意识到"自己正看着自己的镜像"，我们能意识到"你"和"我"是两个不同的人。哲学家们曾经把这种能力称为"元意识（meta-consciousness）"或"元觉察（meta-awareness）"，即觉察到自己的意识或觉察到我们思考自己的想法、需求、感受和信仰的能力。我们人类没有被赋予其他动物都有的一些本能；相反，我们依靠对自己的觉察和对自己与周围世界之间关系的觉察来引导自己，觉察能促进我们的学习，推动新的神经模式的即时整合。

考虑到觉察能力在组成人类大脑、优化大脑组织和学习能力过程中扮演的重要角色，研究人员毫无意外地发现了 7 月龄的婴儿就能展现出觉察能力。研究人员科瓦克斯和他的同事们通过研究证实了 7 月龄的宝宝能考虑周围人的想法，这种考虑他人想法的表现需要觉察到自己和他人才能做到，而这种觉察能力曾经被认为是直到 4 岁才会出现。科瓦克斯发现这些 7 月龄的婴儿能将周围人的信念进行编码，当婴儿在完成指定的任务时，周围人的信念会产生和婴儿自己的信念相似的效果。他们还发现，即使周围人都已离开了当时的场景，他们的信念依旧会继续影响着婴儿的行为。

麻省理工学院的科学家们发现，12 月龄的宝宝能够运用知识，对新情况如何展开进行令人惊讶的、复杂的预期。月龄只有几个月的宝宝就已经领会了这个物质世界的基本规则，并对事件的进展方式做出合理的、准确的预测。

我们思考一下，这是不是意味着觉察是人类健康成长和发育的基础和核心功能，并且在生命之初就已出现。觉察还会像其他技能一样，持续不断地发展。

觉察的工具

你不能高估孩子自身的觉察能力，以为他能改变自己并产生飞速的提升，也决不能低估你的觉察能力在帮助孩子的大脑进行自我觉察方面的重要性。下面的这些方法能帮助你和孩子唤醒这个重要且必要的能力。

觉察从你做起：我们需要牢记，我们称之为觉察的能力是一种活动，也就是：觉察不是一件事物，这对我们很有帮助。为了帮助儿童发展觉察能力并从中受益更多，首先你要发展并能有意地去使用觉察。实际上你是能够下定决心去练习觉察的，就像你会练习行走、跑步一样。我们在日常生活中，每时每刻都自发地在觉察。我们在早上起来时可能会发现自己的背部有些僵硬，然后我们会把背部的僵硬与前一天搬重东西联系在一起；在我们觉察到这个情况后，我们意识到："我始终想着万事靠自己。"后来我们才意识到，下次我们可以有其他选择，用新的方法，例如向他人寻求帮助。

当你能从自己开始进行觉察，你将会远离自发性的觉察，并开始有意地去进行觉察。你可以选择在超市里排队时进行觉察。你能觉察到在那一刻的自己那种急切的感觉：此刻的你试图加速排队的进程，会不自主地站得离队伍前面的人很近。

你也能在日常生活中提前选择你想要觉察的某些情景，有意地去觉察你的想法、行动、感受和行为。你只需在平时情景中去注意自己正在经历的事、自己正在思考的事、自己的感受如何，以及自己如何去做，就能练习自己的觉察技巧。日常生活活动和各种情景都可以为觉察提供非常多的机会，这能帮助你开发觉察技能并上升到新的高度，就像有意地进行一些训练来锻炼某一块肌肉一样。

当你更加善于觉察时，你要逐步将它运用到更加复杂的、对情绪和认知水平要求更高的情景，例如当你要尝试之前从未做过的、具有挑战的任务。当你越来越擅长觉察，并且已经拓展了觉察到自己在觉察的过程时，你就已经做好准备，将这些技巧运用在与孩子的互动中。

和孩子一起觉察：当你已经练习过一段时间的觉察技巧，并且感觉能随心所欲地使用它时，你就可以将它运用在与儿童的互动中了。在开始阶段，你可以选择一个对你和孩子来说压力较小的情景或者活动。例如，你们可以在一起看电影，然后时不时地观察他的表现。你能觉察到他的什么呢？也许你能觉察到他被电影吸引时姿势的变化，也许你能觉察到他先前没有做过的面部表情，也许你能觉察到他在高兴、伤心或害怕时面部表情的变化。然后你调转注意力，观察一下你自己，思考一下你是否在当时能觉察到自己的感受、想法和期望？当时如何安排自己的身体状态？自己是否处于愉快、放松的状态？是否紧靠着孩子坐着？你喜欢这种紧靠和亲密吗？

经过一段时间，在影响较小的情景下练习和孩子一起觉察后，你可以开始在对你和孩子来说都更加有挑战的情景和互动中进行觉察。例如，你可以在家庭治疗中、帮助孩子完成学校作业时、在操场上处理孩子的挑战行为时进行觉察。在你开始和孩子进行每一件事前，暂停一下并去觉察当时自己的感觉如何？是否有困惑？是否有掌控的感觉？是否冷静？害怕？不知所措？疲惫？满怀希望？不抱希望？当时是否能感觉到自己对孩子的爱？是否在烦恼？在思考什么？需要什么？自己是否满意，感觉自足并且能够掌控？是否需要支持？不要去审查自己，此时没有对或错，你只是专注于觉察，仅此而已。你要去觉察自己要做的每一件事是什么，所有的这些行为只需要花一些时间即可，可以把觉察当作是一个快速的、内部的扫描。像这样进行觉察，可以让你脱离自己的自动反应和自发行为，让你有更多的自由选择自己要做什么，并就如何与孩子相处、和孩子在一起做些什么等问题，提出有创造性的新想法。

我在为谁做这件事？ 当你在和孩子一起觉察时，你就要把你的觉察转移到孩子的身上。你看到了什么？你要决定接下来你希望和孩子在一起做些什么，也包括让孩子独自一人或者是继续观察他的这两种可能性。但是在你执行之前要扪心自问：我要做的这件事是为了谁？是为了孩子还是为了我自己？或者是为我们两个人？你也许会发现，你得到的答案将出乎你的意料。

父母们经常会发现，他们原先计划的、出于为孩子着想的、为孩子做的事，在觉察后会意识到其实情况并非如此。我们采取行动，通常是为了减轻自己的焦虑。或者我们会听从权威人士的指示，并且觉得自己不能质疑他们。也许我们做这件事是因为我们相信这是最有利于孩子的，可我们并没有确认它是否真的最有利于孩子，有时候我们仅仅只是处于自动运转的状态。无论你决定要做什么，只要你在觉察，你就有更多的自由空间和选择，去决定你要和孩子做些什么、不做什么。你自己的觉察，无关乎觉察的内容是什么，都会帮助提高孩子的潜力，并让他更多地觉察到自己，帮助他的大脑去更好地克服挑战。

唤醒孩子内在的观察力和天赋：只要孩子是清醒着的，任何你和他一起做的事、任何他参与其中的活动都会是一个引导他使用觉察技巧的机会。对于孩子来说，这样的机会通常会以游戏的方式进行。一旦觉察技巧被唤醒，它将会变成一个核心技巧，可以在任何地方运用。同样的，你要从对你和孩子来说最简单的方式开始，可以选择孩子喜欢的或者是觉得舒适的活动和情景，例如给孩子喂食时。如果对象是一个婴儿，你要用奶瓶给他喂食，相对于只是把奶瓶放到婴儿唇边、把奶嘴放入婴儿嘴巴、让他自发地吸吮并保持这个姿势一段时间，我们可以把奶瓶放在距离婴儿脸部数厘米远的距离，用指头轻敲瓶身，发出一些声响来吸引婴儿的注意力；我们还可以用奶瓶底部轻轻触碰婴儿的腹部或者脚底来吸引他的注意力。一旦吸引到婴儿的注意力，就把奶瓶靠近他的脸部，但先不要把奶嘴放入他的嘴巴，而是用奶嘴轻微的触碰他的嘴唇，然后再拿开并等待数秒钟。婴儿大多数情况下会清醒过来，并注意到自己自发地期望没有得到满足，此时再让奶瓶出现在他的视线内让他能轻松地看到。你再用指头轻敲瓶身，还可以说："奶瓶，牛奶，想喝更多的牛奶吗？"当婴儿活动了他的头部，或者他的视线注视着奶瓶时，你再用奶嘴接触他的嘴唇，并把奶嘴滑入他的嘴巴。下次再喂食他时，可以从轻敲瓶身开始，看看他是否能立即清醒过来，并完全觉察到奶瓶。他是否在觉察？他是否知道自己在期待什么？他是否在主动地寻求并实现自己的期待？

提问的力量：问题是唤醒孩子觉察能力的强有力的方法。一个问题意味着至少有两个选项：是或不是。问题也可以是开放式的，可以提供多种选项，例如，你今天想做些什么？你想要吃三明治、橙子、苹果还是薯条？问题会让我们去觉察选项，做出选择，明白我们选择了一项、放弃了另一项。不得不做出选择，与自动化、缺乏觉察是完全相反的。通过问题的方式，你会有许多种方法和机会来唤醒和增强孩子的觉察能力。你应当找一找日常生活中可以用来提问孩子的问题，从而唤醒孩子的大脑来做选择，将觉察的能力运用在游戏中。

例如，你可以用无毒的马克笔在孩子的右手背上画一个猫的图案，在左手背上画一个狗的图案。假设你们正在玩一个游戏，比如孩子此时正在公园里玩攀爬游戏，你可以问他："是你的狗先抓住扶手，还是你的猫先抓住扶手？"此时他就被要求去注意到他自己的双手并且他需要做出选择。你还可以在他的左脚上增加一个鸭子的图案，在右脚上增加一个花的图案；当你和孩子在玩接球游戏时，可以向他提问："谁能抓到这个球？是猫还是狗？

或者是鸭子还是花朵？"

　　要记住，当孩子在发怒、尖叫并用拳头击打地面时，无论这些行为对你来说是多么嘈杂、多么明显，当时的他很有可能没有觉察到自己的行为正是愤怒的特性。此时你可以试着问一些问题，看看是否能帮助他唤醒自己的觉察功能，让他有能力脱离自发性的行为。你可以提问："你是在叫喊吗？我不是百分之百确认，你能再响一些吗？"接着等待数秒看看他是否叫得更响，如果他叫得更响了，你可以说："噢，你叫得更响，我现在能听得更清楚了。"以此来确认这个事实。孩子叫得更响是他在觉察的一个迹象，不要问他是否觉得伤心，要坚持提问确定的、可观察的行为，而且要避免去解读他的行为。

　　如果他没有叫得更响，那就跳过这个问题并把注意力转移到他正在击打地面的双手上。你可以把一张纸放在他的手边，并询问他是否可以偶尔击打这张纸，左手、右手、双手同时击打都可以，然后看看像这样的觉察是否能改变他的行为。

　　你会非常惊讶，你真诚的提问、你的观察、你对孩子的觉察、你自己的感受和行为，是如何帮助孩子获取觉察的内在天赋，推动他去学习和茁壮成长的。

　　觉察和选择你所觉察的东西，就能以惊人的方式唤醒大脑。在这样的时刻，大脑分化处于高度活跃的状态，觉察就像打开了一盏灯，为大脑展现并创造了新的可能性和新的连接，从而为孩子带来巨大的改变。

13　超越极限

可能性的极限只能通过超越它们的可能性来定义。

——亚瑟·查理斯·克拉克

当我告诉父母们"去争取一切"，去思考超越限制时，我的意思并不是说限制是不存在的。不管怎样，无论孩子是否有特殊需求，总有一些能力超出了他们的能力范围。我们不会给一个 4 个月大的婴儿一双滑冰鞋，然后送他去滑冰。尽管有些孩子可能会幻想他像超人一样飞来飞去，像电影或漫画书中一样，但实际中他们是不会这么做的。作为人类，出生时便有明显的局限性。当一个孩子出生时并没有什么特殊的挑战，成长和学习的过程本身就足够具有挑战性了。当孩子成长有特殊需求时，这种需求会呈指数性增长。那么，我为什么会说"去争取一切"并思考超越限制呢？

　　首先，它提醒我们所谓的限制是一直在变化的，这是由于科学上的发现，导致社会对特殊人群看法的变化；同时这也得益于那些献身于帮助残疾同胞应对挑战的人们的新发现。那些有特殊需求人群的外部限制正在不断改善。无论我们走到哪里，都有新的榜样和新的英雄指引着我们不仅要与具有特殊需求的人群一同生活，而且要与他们一起茁壮生长，充实地生活，甚至过上非凡的生活，而不要在意那些让他们与众不同的特殊需求。

　　我在本书前面章节提到的伊丽莎白，就是这样的人。甚至直到今天还有专家说，像她这样的情况，生活会受到很大限制。但事实上她在 30 岁时，已经获得了两个硕士学位，并且已经结婚，经营着自己的事业，用她自己的话说是"找到了激情"。不管对她自己还是她周围的人来说，她都过着充实的生活。我们工作中遇到的许多孩子，长大后都过着比他们原本认为的更充实、更令人满意的生活。

　　当然，伊丽莎白和其他孩子能走到今天这一步，并不是独立完成的。他们有为他们奉献的父母，他们的父母爱他们，拒绝接受孩子受限制的未来，并一直保持着希望。同时，我们提供的与众不同的治疗同样是孩子们的优势，我们没有一直关注他们的限制，使他们被这些限制困住，而是与他们一起发现更多的可能性。这使我们能够帮助他们发展并建立他们与生俱来的能力。那些愿意相信孩子们具有无尽可能性或无限未来的人——父母、科学家、治疗师、医生、健康训练师、照顾者、特殊儿童和成年人，这些人的共同工作正在不断推动着超越认知的极限。

　　随着个人以及社会不断变化的价值观，在许多不同的方面已经展现了我们上述的无限性：四肢缺失的人可以跑步、滑雪、游泳、参加轮椅比赛以及完成各种其他体育赛事。每天都有各种英雄，他们的成就证明超越极限的思考是多么有价值。

凯尔·梅纳德天生没有腿和手，却是摔跤冠军和受欢迎的励志演说家。斯蒂芬·霍金，在他 21 岁时被发现患有肌萎缩侧索硬化症（ALS），医生预测这种使人衰弱的疾病将在 5 年内夺去他的生命。然而，在确诊 50 年后的今天，尽管他只有一边脸颊肌肉可以自主运动，却是世界上最具创造性的物理学家之一。芭比·格拉——天生没有手，但他结婚并育有 3 个孩子，自己购物，自己开车，每天做常规的有氧运动。我们不要忘记世界上最大的体育赛事之一是残奥会，并已吸引超过 150 个国家、300 万以上的有智力障碍的运动员参加。

这其中还有医生、律师、科学家、研究人员、家庭主妇和其他人，他们无限的生活挑战了所有已知的关于他们残疾的预测。

当一个孩子面临着特殊需求时，我们——家长、治疗师、老师、照顾者和医生——面临的挑战是，要确定这些需求是什么，并想办法提供最好的帮助给这些我们爱和关心着的孩子们。在本书中，我试图揭示和描述如何利用孩子身上几乎总能被唤醒的丰富的潜能。同时，我还对我们都思考的以下内容提供了建议：超越极限的意义，我们为之全力以赴，以及我们需要意识到总能找到解决问题的方法。

在我 30 多年的与特殊儿童一起工作的经历中，我一次又一次地看到本书前面描述的九大要素是怎样改变那些特殊的情况对孩子们的影响，并且帮助他们超越极限。九大要素为你提供了指导原则和方法，以唤醒你以及你孩子大脑的无限潜能。

九大要素的核心是你孩子大脑创造的奇迹，以及你可以帮助大脑更好地完成工作的所有方法。这就是将不可能变为现实的地方。

有了九大要素，你可以为你的孩子提供机会，让他的大脑能够以有价值的方式运转，更进一步地分化，创造更精细化的动作、思想、感知和行动。你的孩子总可以变得更熟练，并继续成长。

对特殊儿童来说，如果说有一个我们都能想到的目标的话，那么这个目标可能和我们对其他所有孩子的目标一样：我们希望他们过一种充实而有意义的生活。用坦普·葛兰汀的话说："家长和老师要关注孩子本身，而不是孩子身上的标签……对期望要实事求是，但不要忽略了潜在的天赋，它可能静静地隐藏在孩子的内心里，只是在等待一个表达的机会。"

第三部分　附　录

常见问题

不可避免地，读者会有一些与书中所述不符的问题，我试图从父母在咨询或研讨会上问我的问题中推测其中一些可能是什么。如果您有进一步的问题，可以访问我的网站，在网站中您还可以看到与父母和孩子实际课程的视频，网站地址为：www.anatbanielmethod.com。

ABM 能为哪些情况提供帮助?

因为这种方法的重点是大脑和大脑的组织能力，所以，对于使用这种方法治疗来说，孩子本身的诊断是什么不重要，这不是影响孩子改善和成长能力的决定性因素。我以及和我一起工作的从业者，在各种各样的诊断和情况下已经取得了成功。我们可以和任何孩子一起工作，只要我们能够打开他的学习开关并帮助他们的大脑形成新的以及更成功的运动或活动模式。

如果我采用九大要素，我的孩子是否就能变得完全正常?

我希望我可以说是。我所能知道的是，如果您与您的孩子持续使用九大要素，他将会开始改变和提高，能做的事情会越来越多。

如果我与我的孩子使用九大要素，他是否还需要跟着 ABM 的治疗师学习？

跟着治疗师一起学习课程对您的孩子来说总是有帮助的。治疗师能够利用自己专业的知识和经验来加强和加速您的孩子成长变化的过程。当您和治疗师在帮助孩子方面变成合作伙伴时，您在家使用九大要素时将会感觉到更多的支持。通过治疗师，许多家庭知道了其他的特需儿童家庭，这可以是一种很好的资源和获取更进一步支持的来源。

您建议在孩子什么年龄带他到 ABM 治疗师那里？

30 年来，我一直建议越早开始这项工作越好。如今，许多其他专业人士也是这样建议的。我们工作中曾遇到过只有 5 天大的婴儿。孩子的大脑在早期是成长和形成最快的。我们越早干预，大脑的组织和运作就会更好，未来对孩子来说也越容易。

如今，越来越多大脑可塑性方面的研究表明大脑可以在任何年龄实现重新连接，您是否认为 ABM 对年龄大的儿童也有效？是否存在 ABM 在某一个年龄就失效的情况？

大脑可以在任何年龄改变自己。有很多次，我也认为某个孩子年龄太大而不能从 ABM 中获益，但是很高兴后来证明我这样的想法是错误的。几年前，我们对一个 8 岁的患有严重脑瘫的男孩进行训练，当时他甚至都无法坐起来；但经过 3 个月的训练，他竟然能够走路了。必须记住，挑战越大，孩子年龄越大，那么他的大脑就会形成更多的模式，包含限制模式，这将成为个人所需面临的独特挑战。我们不能提前知道一个孩子能提升到什么程度，我们能知道的是如果我们什么都不做——或者不对，一直做的事进行改变，那么很可能这个孩子就不会好起来。最终，这是一个生活质量的问题。一个坐在轮椅上的孩子，尽管他将永远不会走路，但是如果他能够学会如何更灵活地移动，更好地呼吸，更好地感觉，那么他就可以更好地享受人生，过充实而满意的生活。ABM 帮助儿童或年轻人提升和完善可用的能力，并最终提升日常的生活体验。

假如我决定去找 ABM 治疗师，他们会如何进行工作？

第一阶段的课程是评估您的孩子、治疗师和您自己是否合适。如果您决定继续，那么我们建议您的孩子每隔几周上一系列的强化课程。在我们中心，我们通常在 5 天内给孩子上 10 次课。我们发现这种课程安排能给孩子带来更大的突破和改变——用更少的课程或者更分散的课程并不能为大脑带来更多的改变。久而久之，当我们觉得这种设置有效，我们就连续几个星期如此训练孩子，只有周末休息。随着孩子能力的提升，上课的频率会下降，直至他们不再需要上课为止。

我需要多久才能看到变化？

大多数孩子在第一次课程后就会有一些变化。我告诉父母们上 3~5 次课程，从而可以看到孩子的变化，然后再决定是否值得继续与我们合作。这些变化可以是您的孩子开始很享受那些本来很让他们不安或平时很抗拒的治疗课程，或者您的孩子可能吃得更多或睡得更好。然后您能想到得更加明显的变化，例如行为能力得到改善，更好的语言表达，更好的人际交往和沟通能力，或者说是更清晰的思维。当然，当您自己开始采用九大要素时，您应该看到您孩子的变化，正如我们在要素章节讨论的那样。

我怎么知道什么时候停下来？

在您自己的生活中或者对您的孩子永远不要停止使用九大要素。九大要素就像是大脑的食物一样，它们不断滋养着大脑，提供整个生命成长和发育中所需要的新的信息。在许多情况下，人们发现他们将要素快速地与他们的日常生活结合，因为要素能够使他们正在做的事更容易，更有效率并且更有乐趣。随着私人课程的继续，当您的孩子功能足够好，能像其他孩子一样上学和生活，那么就可以停下来了。您可能会发现您的孩子时不时需要一些支持性的训练课程；通常这是在生长徒增之后，例如在青春期，或者一次生病后，或者经历了重大的生活转变以后——例如搬到另一个社区，经历了家庭的变动，或者家中有人去世或者出生。

其他治疗方法和干预措施怎么样?

在评估一种治疗方案、干预措施或某个特定的治疗师时,审视一下这个方案或者治疗师是否遵循九大要素,不管是有意的还是无意的。只要遵循了九大要素,您对您孩子做的所有事都是好的,也是有帮助的。如果没有遵循九大要素,要么要求方案或者干预措施要遵循九大要素,要么就停止此方案或干预措施或者其他的。记住九大要素能满足您孩子的生理需求,提供大脑所需以发挥作用,让您的孩子成为最好的自己。

有人告诉我,应该对孩子使用支具,这样对吗?

我推荐使用九大要素作为背景来决定是否使用支具或其他设备,但每个孩子及每种情况都不同。例如,腿的支具会限制孩子"集中注意力的运动"以及足部和小腿的感觉和运动方面的"变化"。手上或者背上的支具在这些地方会有同样的作用。带了很多年足部支具的孩子,足部会失去知觉——这些地方的大脑神经几乎消失了。下肢支具也被证明是脑瘫儿童典型的屈膝和身体前屈姿势的原因。另一方面,支具有时是需要的,但通常是在某些手术后临时性的。此外,支具可以设计成允许更多或更少活动,覆盖孩子更多或更少的身体。作为一种额外的变化,它可以短暂的使用。当您决定使用支具时,您需要考虑各方面的因素。而最重要的就是观察您的孩子对支具的反应,从而做出最终的决定。

辅助设备怎么样?

关于支具的思考同样适用于辅助设备。有时辅助设备是需要的,如助行器或者轮椅。但是您也要考虑不同种类的助行器,例如何时使用辅助设备以及使用的频率。按照九大要素,很多问题需要考虑。例如,我要求父母不要使用后置式助行器,尽管它变得越来越流行。那是因为有后置式助行器的时候,孩子并不能真正地站起来,而是向后倾斜,有时甚至是坐下。借助后置式助行器的力量站立时,孩子使用的是手臂的力量,而不是组织自己的腿部力量。后置式助行器没有遵循好几个"九大要素"的原则:孩子失去了很多运动的"变化",同时过多地使用外力而不是"微妙",站立和行走这类"固定僵化的目标"变得比孩子自身真正的能力更重要了。

结果就是，大脑适应了使孩子永远不能独立地站立或行走的机制。另一方面，当孩子可以站立起来时，让他自己使用前置式助行器作为过渡期，直到他能独立行走，这将是个不错的主意。

对于 ABM，您是否有其他模式推荐？

是的，我们发现以下模式是有帮助的，结合 ABM 能起到很好的作用：Hippo 治疗，发育性视觉治疗，整骨疗法，Fast ForWord（一种促进阅读和言语学习的方法），顺势疗法，音乐疗法，适应性执行力的艺术（adaptive marshal arts），以及任何您的孩子喜欢的活动，这是与九大要素一脉相承的。要发现哪些是最适合您的孩子的。我们还发现与一个好的营养学家合作也很重要。了解潜在的过敏原，避免各种引起并发症的食物，这将在您孩子的生活中起到巨大的作用。

手术或者其他医疗干预怎么样？

尽管我们不能过分夸大医疗干预的重要性和价值，但是如果没有现代医学，许多我们工作中遇到的儿童将无法存活。我强烈建议您的孩子进行全面的医学评估，这样您就可以尽可能多地了解您孩子的状况或特殊需求。与此同时，如果是不可逆转的干预措施，例如正需要接受手术时，这时您需要花点时间做决定，了解手术对您孩子所产生的所有短期或长期的影响。做任何手术之前，了解所有的信息。当然，如果手术是生死攸关的问题，那么并不总是有时间去做您所希望的那些调查研究，这时将取决于那些已经帮您做决定的人。对干预措施做出选择时，要确保了解情感和社会的影响，您孩子可能经历的痛苦，当然还有对大脑的影响，以及对九大要素它所能带来的好处。

如何为我的孩子选择学校？

寻找一所老师能看到您孩子的潜能和可能性的学校，而不是被他所要面临的挑战吓退的学校。寻找一所学校和老师的方法与九大要素的原则是一致的。如果您的孩子需要使用轮椅或者助行器，确保学校的设施能使您的孩子自由地行走移动。如果您的孩子只有有限的运动能力，那就看看是否有可能让您的孩子离开轮椅，至少白天有时间在地板上。寻找一所让您的孩子得到最大益处的学校，而不是选择方便的学校。

哪些玩具和小工具有帮助?

当您为您的孩子选择玩具和小工具时，想想九大要素。例如，Johnny Jump Up（一种类似学步车的工具）使孩子处于站立状态，即使这时他还不知道如何独立站立。它限制了孩子的身体，限制了孩子"集中注意力的运动"，限制了"变化""微妙"以及"慢"，限制了大脑中那些形成未来技能所需的"碎片"。

如果我的医生或其他专业人士告诉我，我的孩子将永远无法走路、说话或者发展其他出方面能力，那该怎么办?

您的医生可能是对的，但是可能同时也错了，大错特错。这类预后诊断是基于您孩子现阶段所受的限制程度而做出的。他们通常的推测逻辑是现阶段的限制将会继续存在，并且随着时间的推移，甚至会恶化。这类诊断常常忽略的是在适合的条件下，大脑巨大的改变潜能。甚至，此时常常忽略的还有对未知的敬畏。人类的知识极限在不断突破，总是有新的发现出现。与其让现在的限制决定您的目的，不如假设没人知道结果。对各种可能性保持开放的态度，并去争取一切。

ABM 对正常发育的孩子有帮助吗?

当然有帮助。九大要素适用于所有的人类大脑。健康孩子可以使用九大要素提供的最佳条件。我们对健康孩子采用九大要素的经历是如此的有效，以至于父母要求我们对所有的儿童采用。但您无须等待了，所有您在本书所读到的都适用于健康儿童，并将帮助他们提高身体功能、认知能力及情感能力。同时，随着许多父母学会在他们的生活中采用九大要素，这些技能以及看待生命的方式能够提高每个人的生活质量。

致　谢

　　首先，我要感谢所有把孩子带到我们这里来以及现在也正在把孩子带到我们这里来的父母。我一次又一次地被他们深切的爱以及对孩子的健康和未来的承诺所震撼，这种爱和承诺促使父母们去尝试一些新的、超越主流的东西。我钦佩父母愿意与孩子一起学习新的思维方式和行为方式，最重要的是，我很感激能有机会去改变这些孩子的生活。

　　我最幸运的是有哈尔·吉纳·贝内特作为我的合作者。我们的合作是真正的合作，他带来了他无比的才华、经验和知识。但也许最重要的是，他对孩子们深深的爱，以及他坚持让我找到清晰的方式将 ABM 的新知识和实践传达给父母的热情，这样他们才能最有效地帮助他们的孩子。

　　如果我没有提到我那伟大的老师、导师以及后来的密友兼同事——摩西·费登奎斯博士，那将是我的疏忽。当我还是个孩子的时候，我遇到了摩西·费登奎斯博士，并开始体验他的工作。后来，在和他一起学习了几年之后，是他发现了我身上一些我自己没有发现的东西，那就是我与那些面临巨大挑战的孩子们交流的能力。他对我的完全信任给了我勇气，让我去追随我所看到的孩子们的真实情况，去质疑那些公认的规范，并在他教给我的东西之外，继续发展我对工作的理解。

我要感谢和我一起接受培训的老师们，他们现在是我的同事。他们致力于帮助面临特殊挑战的孩子们，他们在这方面的技能，以及他们在帮助孩子和他们的父母同时继续学习和进步的过程，都是了不起的。我要特别感谢我的同事玛西·林德海默。多年来，她始终如一、毫不动摇地支持和鼓励我，在许多人发现这项工作的价值之前，曾多次在我动摇时给予我帮助。她对与她一起工作的孩子和父母的奉献精神非常令人鼓舞。

我要感谢尼尔·夏普博士，感谢他为这本书在科学注释上花费了无数的时间。他不仅是一位全面的研究人员，也是一位出色的 ABM 实践者，致力于与孩子们一起工作。

同时，我要把无尽的感谢送给无比优秀和敬业的员工们：克莱尔·列尼亚多，她耐心地、充满热情地管理着我的办公室，帮我把每一天都安排得井井有条；达利特·布朗纳，负责安排所有的课程，并与家长保持联系；吉尔，在我们的中心接待孩子和父母，并愉快地处理着最小的细节。

还要特别感谢西尔维娅·肯迪克，尼尔·夏普，简·彼得森和玛亚·林德海默等老师，他们都是在该中心与孩子们一起工作的团队中的一员，都是非常称职、有合作精神和给力的老师。我们的合作不仅给孩子们带来了很好的效果，而且是我们所有人的鼓励和创造性灵感的源泉。

几年前，我的出版商约翰·达夫告诉我，他想为父母们出版一本关于我工作的书。我很高兴能与这样一个杰出的组织合作，他们的书对世界做出了巨大的贡献。我要感谢杰出的玛丽安·利齐，感谢她的温和、清晰和总是切中要害的建议和指导。我也要感谢所有出版社里使这本书能正式出版的人。

感谢我的经纪人马修·卡尼切利，感谢他对这项工作的信念和兴趣，感谢他帮助我将这项工作推向世界。还要感谢布拉德·雷诺兹精彩的插图。

在过去的 10 年里，人们对大脑研究的兴趣与日俱增，这一领域的研究还在继续扩大。我感谢那些不知疲倦地致力于揭开大脑奥秘和工作原理的科学家们。每当他们的发现证实了我从与孩子们的工作中所理解到的东西时，我就有了更进一步的勇气。每一次科学发现一些新的和不同的东西，它就会为发现更多帮助孩子的方法提供更多的资源和机会。

　　我有幸遇到迈克尔·莫山尼奇博士，一位致力于把知识从实验室转移到有助于改善人们日常生活的实际应用中的杰出的科学家。

　　今天，越来越多的曾经被称为替代疗法的方法正在成为主流的一个组成部分。帮助有特殊需求的儿童是极具挑战性的，需要思维和心灵的更大的创造力和灵活性。我感谢那些寻找新方法帮助孩子的杰出的实践者。他们敢于冒险用新的方式做事，创造新的知识体系。

　　我还要感谢所有的医生、治疗师和教师，他们正在帮助把有效的替代方案纳入他们的主流实践中。

参考书目

Baniel A. Move into Life: The Nine Essentials for Lifelong Vitality. New York: harmony Books,2009.

Begley S. Train Your Mind, Change Your Brain: How a New Science Reveals Our Extraordinary Potential to Transform Ourselves. New York: Ballantine Books,2007.

Berglund B, Rossi GB, Townsend JT, et al. Measurements with Persons: Theory, Methods and Implementation Areas. Abingdon: Psychology Press/Taylor & Francis, 2011.

Bernstein N. On Dexterity and Its Development. Edited by ML Latash, MT Tuvey; translated by ML Latash. Mahwah: Lawrence Erlbaum,1996.

Berthoz A. The Brain's Sense of Movement. Translated by G Weiss. Cambridge: Harvard University Press,2000.

Broman SH, Fletcher JM. The Changing Nervous System: Neurobehavioral Consequences of Early Brain Disorders. New York: Oxford University Press,1999.

Bronson P, Merryman A. Nurtureshock: New Thinking About Children. New York: Twelve/Hachette Book Group,2009.

Dawkins R. Climbing Mount Improbable. New York: W W Norton,1996.

Doidge N. The Brain That Changes Itself. New York: Viking/Penguin,2007.

Edelman GM, Tononi G. A Universe of Consciousness: How Matter Becomes. Imagination. New York: Basic Books,2000.

Eliot L. What's Going On in There? How the Brain and Mind Develop in the First Five Years of Life. New York: Bantam,1999.

Feldenkrais M. Awareness Through Movement. New York: Harper Collins,1990.

Feldenkrais M. Body and Mature Behavior. Madison: IUP Inc,1994.

Feldenkrais M. The Case of Nora: Body Awareness as Healing Therapy. New York: Harper & Row Publishers Inc,1977.

Feldenkrais M. The Potent Self: A Guide to Spontaneity. New York: HarperCollins, 1992.

Fogel A. The Psychophysiology of Self-Awareness: Rediscovering the Lost Art of Body Sense. New York: W W Norton,2009.

Garber J, Dodge KA. The Development of Emotion Regulation and Dysregulation. Cambridge: Cambridge University Press,1991.

Gerber M. The RIE Manual for Parents and Professionals. Los Angeles: Resources for infant Educarers,1979.

Gesell A. The First Five Years of Life: A Guide to the Study of the Pre-School Child. New York: harper & Brothers,1940.

Gopnik A, Meltzoff AN, Kuhl PK. The Scientist in the Crib: Minds, Brains and How Children Learn. New York: William Morrow,1999.

Gould SJ. Ever Since Darwin. New York: W W Norton,1977.

Grandin T. The Way I See It. Arlington: Future horizons,2001.

Guyton AC. Textbook of Medical Physiology. Philadelphia: Saunders,1981.

Hanson R, Mendius R. Buddha's Brain: The Practical Neuroscience of Happiness, Love & Wisdom. Oakland: New Harbinger,2009.

Hebb DO. The Organization of Behavior. New York: Wiley,1949.

Koch C. The Quest for Consciousness: A Neurobiological Approach. Englewood: Roberts,2004.

Krogman WM. Child Growth. Ann Arbor: University of Michigan Press,1972.

Land G, Jarman B. Breakpoint and Beyond: Mastering the Future Today. Scottsdale: Leadership,2000.

LeDoux J. Synaptic Self: How Our Brains Become Who We Are. New York: Viking/Penguin,2002.

Lewis MD, Granic I. Emotion, Development and Self-Organization: Dynamic Systems Approaches to Emotional Development. Cambridge: Cambridge University Press,2000.

Llinàs R, Churchland PS. The Mind-Brain Continuum. Cambridge: MIT Press,1996.

Nicolelis M. Beyond Boundaries: The New Neuroscience of Connecting Brains with Machines—And How It Will Change Our Lives. New York: Henry Holt,2011.

Norretranders T. The User Illusion: Cutting Consciousness Down to Size. New York: Viking/Penguin,1998.

Pellegrini A, Smith PK. The Nature of Play: Great Apes and Humans. New York: Guildford Press,2005.

Pellis SM, Pellis VC. The Playful Brain: Venturing to the Limits of Neuroscience. Oxford: Oneworld,2010.

Pikler E. Friedliche Babys, zufriedene Muetter（Peaceful babies, contented mothers）. Freiburg/Breisgau: Herder-Vertlag,1999.

Pikler E. Lasst mir Zeit: die sebstaendige Bewegungsentwicklung des Kindes bis zum freien Gehen（give me time: The independent movement development of a child up to free walking）. Munich: Pflaum-Verlag,1988.

Pikler E. Miteinander vertraut werden（To gain trust with one another）. Freiburg/ Breisgau: Herder-Vertlag,1997.

Prasad KN. Regulation of Differentiation in Mammalian Nerve Cells.

New York: Plenum,1980.

Ratey JJ. A User's Guide to the Brain. New York: Pantheon,2000.

Renninger KA, Hidi S, Krapp A. The Role of Interest in Learning and Development. Hillsdale: Erlbaum,1992.

Reynolds V. The Apes; The Gorilla, Chimpanzee, Orangutan and Gibbon: Their History and Their World. London: Cassell,1967.

Schaller GB. The Mountain Gorilla: Ecology and Behavior. Chicago: University of Chicago Press,1963.

Schultz AH. The Life of Primates. New York: Universe Books,1969.

Schwartz J, Begley S. The Mind and the Brain: Neuroplasticity and the Power of Mental Force. New York: HarperCollins,2002.

Seligman M. Learned Optimism: How to Change Your Mind and Your Life. New York: Free Press,2006.

Siegel DJ. Mindsight: The New Science of Personal Transformation. New York: Bantam,2010.

Siegel DJ, Hartzell M. Parenting from the Inside Out. New York: Tarcher/Penguin,2003.

Stein N, Leventhal B, Trabasso T, et al. Psychological and Biological Processes in the Development of Emotion. Hillsdale: Erlbaum,1990.

Thelen E, Smith LB. A Dynamic Systems Approach to the Development of Cognition and Action. Cambridge: MIT Press,1996.

Van Lawick-Goodall J. In the Shadow of Man. Boston: Houghton Mifflin,1971.

Wallechinsky D, Wallace A, Basen I, et al. The Book of Lists: The Original Compendium of Curious Information. Toronto: Knopf Canada,2004.?

Watts ES. Nonhuman Primate Models for Human Growth and Development. New York: Alan R Liss,1985.

Wyer RS, Srull TK. Handbook of Social Cognition. Hillsdale: Erlbaum,1984.

参考文献

1. 这一切是如何开始的

＊有些事情是严重的错误：18 年后，现代诊断方法显示伊丽莎白缺失三分之一的小脑。她的官方诊断是大脑发育不全。

2. 从"修理"到"联系"

＊大脑本身具备解决问题的能力：Thompson E, Varela FJ. The brain is the ultimate self-organizing system. Radical embodiment: Neural dynamics and consciousness. Trends in Cognitive Sciences,2001,5: 418-425. Lewis MD, Todd RM. Getting emotional— A neural perspective on emotion, intention and consciousness. Journal of Consciousness Studies,2005,12（8-10）：213-238.

＊这些随机的体验……事实上，它们是每个孩子的大脑尽可能完整地形成自己所需要的：Coq J-O, Byl N, Merzenich MM. Effects of sensorimotor restriction and anoxia on gait and motor cortex organization: Implications for a rodent model of cerebral palsy.

Neuroscience,2009,129（1）：141-156.

＊想帮助一个不会爬的孩子练习爬的时候……尝试着辅助他进行爬行的动作，这一切看上去似乎符合逻辑。Damiano DL. What research there is often shows little effect, and part of the reason for this may be a focus on the end result. Rehabilitative therapies in cerebral palsy: The good, the not as good, and the possible. Journal of Child Neurology, 2009,24（9）: 1200-1204. See also Palmer FB, Shapiro BK, Wachtel Rc, et al. The effects of physical therapy on cerebral palsy. a controlled trial in infants with spastic diplegia. New England Journal of Medicine, 1988,318（13）: 803-808. Butler C, Darrah J. Effects of neurodevelopmental treatment （NDT） for cerebral palsy: An AACPDM evidence report. Developmental Medicine & Child Neurology, 2001,43（11）: 778-790. Wiart L, Darrah J, Kembhavi G. Stretching with children with cerebral palsy: What do we know and where are we going? Pediatric Physical Therapy, 2008, 20（2）: 173-178. Dreifus L. Commentary: Facts, myths and fallacies of stretching. Journal of Chiropractic Medicine, 2003, 2(2): 75-77.

＊我们可以从神经可塑性科学中知道：Begley S. "The realization that the adult brain retains impressive powers……to change its structure and function in response to experience ": How the brain rewires itself. Time, 2007,January 19. See also Doidge N. The Brain That Changes Itself. New York: Viking,2007.

＊所有的孩子从他们的经验中学习：Decharms RC, Merzenich M. "Experience coupled with attention leads to physical changes in the structure and functioning of the nervous system": Neural representations, experience and change//Llinàs R, Churchland PS. The MindBrain Continuum. Cambridge: MIT Press,1996.

＊您的孩子在他这个年龄段或者发育阶段"所应该"做的事情：Gesell A. Many of the researchers who identified such stages intended them not as dogma but as indicators of a developmental process. The First Five Years of Life: A Guide to the Study of the PreSchool Child. New York: harper & Brothers,1940.

3. 孩子神奇的大脑

＊我们的大脑……它将从无序中创造有序:Murphy BK, Miller KD. Evidence shows that the cerebral cortex shows ongoing activity in the absence of a stimulus that is comparable in size to stimulus-driven activity. Balanced amplification: a new mechanism of selective amplification of neural activity patterns. Neuron ,2009,61: 635-648. Lewis MD. Self-organizing individual differences in brain development. Developmental Review, 2005, 25: 252-277.

＊当一个生命出生后，他就开始发现他与周围的世界是相互对立的: Rochat P, Hespos SJ. Evidence suggests neonates have awareness of themselves as differentiated and unique entity in the world. Differential rooting response by neonates: Evidence for an early sense of self. Early Development and Parenting, 1997,6（2）: 1501- 1508. Rochat P. Five levels of self-awareness as they unfold early in life. Consciousness and Cognition, 2003,12: 717-731.

＊孩子们能注意到不同的能力……是大脑信息的源泉: Guyton AC. Physiologically, the basis of all sensory perception is contrast. Textbook of Medical Physiology. Philadelphia: Saunders,1981.

＊近来， Michael Merzenich 教授和他的同事: 他们在加州大学旧金山分校的团队做的实验，已经证明了他所说的随机运动的重要性。 Coq J-O, Byl N, Merzenich MM. Effects of sensorimotor restriction and anoxia on gait and motor cortex organization: implications for a rodent model of cerebral palsy. Neuroscience, 2004,129（1）: 141- 156.

＊凯西的大脑开始接受……集合和区分不同，组织出越来越精细的区分不同的感觉: 当我们获取经验后，我们更精确地使用我们的

肌肉来控制身体。在大脑活动中，这一过程已被证实。Jenkins WM, Merzenich MM, Ochs MT, et al. Functional reorganization of primary somatosensory cortex in adult owl monkeys after behaviorally controlled tactile stimulation. Journal of Neurophysiology,1990,63（1）: 82-104. Nudo RJ, Milliken GW, Jenkins WM, et al. Use-dependent alterations of movement representations in primary motor cortex of adult squirrel monkeys. Journal of Neuroscience,1996,16（2）: 785-807.

　　*大脑察觉到差异后，通过使用这些信息创造出新的脑细胞之间的连接，我们把大脑的这个能力叫作"分化"。Prasad KN. Differentiation is a fundamental process underlying all forms of life. Regulation of differentiation in mammalian nerve cells. Plenum, NY,1980. Scientists are able to measure and track the process of differentiation as it is taking place in the brain. Hebrew University of Jerusalem. Scientist observes brain cell development in "Real Time." ScienceDaily, 2007. Mizrahi A. Dendritic development and plasticity of adult-born neurons in the mouse olfactory bulb. Nature Neuroscience, 2007,10（4）: 444-452.

　　*大脑正是通过复杂地、动态地、反射性地以及不间断地进化的模式组织聚集起这些连接: 描述复杂动态系统发育的研究，请参阅: Smith LB, Thelen E. Development as a dynamic system.Trends in Cognitive Sciences,2003,7（8）: 343-348. Thelen E, Smith LB.A Dynamic Systems Approach to the Development of Cognition and Action. Cambridge:MIT Press,1996.

4. 要素一: 集中注意力的运动

　　*研究表明这种不集中注意力的运动很少或者几乎不产生大脑内部新的连接: Schwartz J, Begley S. "The variable determining whether or not the brain changes is……the attentional state of the animal." The Mind and the Brain: Neuroplasticity and the Power of Mental

Force. New York: HarperCollins. 2002. Recanzone GH, Merzenich MM, Jenkins WM, et al. Topographic reorganization of the hand representation in cortical area 3b of owl monkeys trained in a frequency discrimination task. Journal of Neurophysiology,1992,67: 1031−1056. Nudo RJ, Milliken GW, Jenkins WM, et al.Use-dependent alterations of movement representations in primary motor cortex of adult squirrel monkeys. Journal of Neuroscience,1996,16: 785−807. 参见 Doidge N. The Brain That Changes Itself. New York: Viking/Penguin. 2007.

＊当我们集中注意力地去运动的时候，大脑将以难以置信的速率创造出新的连接和可能性：我的老师和同事 Moshe Feldenkrais 利用运动提高个人的觉察，反过来觉察的提高又帮助提升个人的功能，这往往是一种突破性的方式。他让他的学生们密切关注运动过程，以此作为增强功能的一种方式。然而，他并没有明确表达这种运动需要自身的注意力，这有别于觉察。

＊这类运动的作用是不断加强或加深大脑中现存的模式："一个神经细胞越频繁地兴奋另一个神经细胞，它们在未来就越有可能聚集在一起，或者像用金属丝连接在一起的大细胞" Hebb DO. The Organization of Behavior. New York: Wiley. 1949. Mcclelland JL. How far can you go with Hebbian learning, and when does it lead you astray? 可进一步查询 www. psych.stanford.edu/ ~jlm/papers/McClellandIPHowFar. pdf.

＊一个儿童的大脑大概每秒会产生 180 万个新的连接：对成人大脑突触总数的保守估计是 1000 亿或 100 万亿。突触的形成始于大脑皮质？例如，在妊娠第 7 周开始，并持续到儿童时期。据估计，在高峰期，每个神经元平均形成 15000 个连接。参见 Gopnik A,Meltzoff AN, Kuhl PK. The Scientist in the Crib: Minds, Brains and How Children Learn. New York: William Morrow,1999. Eliot L. What's Going on in There? How the Brain and Mind Develop in the First Five Years of Life. New York: Bantam,1999. Ratey JJ. A User's Guide to the Brain. New York: Pantheon, 2000.

帮孩子超越极限：ABM 神经运动疗法

＊一个两个月大的婴儿躺在他的婴儿车里无比入迷地注视着自己的双手在空中活动：参见 Gerber M. The RIE Manual for Parents and Professionals. Los Angeles: Resources for Infant Educarers,1979. 同时可参见 Rochat P. Five levels of self-awareness as they unfold early in life. Consciousness and Cognition,2003,12: 717-731.

＊孩子必须将注意力放在他的动作上：当目标被阻碍时，它们所引起的情绪和所需要的注意力为学习的发生提供了一系列丰富的条件。Lewis MD, Todd RM. Getting emotional—A neural perspective on emotion, intention and consciousness. Journal of Consciousness Studies, 2005,12（8-10）: 213-238.

＊想象一下集中注意力的运动可以真正激发大脑的活动：扫描显示，在新的学习过程中，前额叶皮质的活动水平很高，而一旦成了常规表现，就不活跃了。Jueptner M, Stephan K, Frith CD, et al. Anatomy of motor learning. I. Frontal Ccrtex and attention to Action. Journal of Neurophysiology，1997，77（3）：1313-1324. Johansen-Berg H, Matthews PM. Attention to movement modulates activity in sensori-motor areas, including primary motor cortex. Experimental Brain Research，2002，142（1）：13-24.

＊此时，大脑形成的信息的质量非常高，从无序中创造有序：从无序中创造有序是混沌理论和复杂性科学的主要关注点。Edelmann GM, Tononi G. A Universe of Consciousness: How Matter Becomes Imagination. New York: Basic Books,2000.

＊我们的大脑通过一个运动训练创造的连接可以无限地被使用于创造其他的技能：当孩子学习的时候，不同的元素会结合在一起产生一些全新的、令人惊讶的东西。动作结构的层次。Latash ML, Tuvey MT. On Dexterity and Its Development. 由 ML Latash. Mahwah, NJ 翻译：Lawrence Erlbaum. Bernstein Na. On exercise and Motor Skill. 1996b. In Latash ML, Tuvey MT On Dexterity and Its Development. 由 ML Latash. Mahwah, NJ 翻译：Lawrence Erlbaum. 同样参见 Thelen E, Smith LB. A Dynamic Systems Approach to the Development of

Cognition and Action. Cambridge: MiT Press,1996.

　　* "从古至今，人们一直都在训练运动中有故意的和非主观的意识，以及这样运动的体验"：Siegel D. The science of mindfulness. 网址 http://mindful.org/the-science/medicine/the-science-ofmindfulness. Barinaga M. Awareness as an action has been practiced and developed for centuries in the Buddhist tradition and is now the subject of intense scientific scrutiny. Studying the well-trained mind: Buddhist monks and Western scientists are comparing notes on how the mind works and collaborating to test insights gleaned from meditation. Science, 2003,302（5642）: 44-46. Lutz A, greischar LL, Rawlings NB, et al. Long-term meditators self-induce high-amplitude gamma synchrony during mental practice. Proceedings of the National Academy of Sciences, 2004,16: 16369-16373.

　　* "对于有注意力问题的成年人和青少年，通过这种训练可以取得比药物治疗更好的疗效（获得注意力，减少注意力分散）。" Siegel DJ. The science of mindful awareness and the human capacity to cultivate mindsight and neural integration. 详见 www.instituteofcoaching.org/images/aRticles/Mindful%20Awareness. pdf. 近来,科学发现并证明在生活各领域进行思维训练均是有效的。参见 Hanson R, Mendius R. Buddha's Brain: The Practical Neuroscience of Happiness, Love & Wisdom. Oakland, CA: New harbinger,2009. Siegel D. Mindsight: The New Science of Personal Transformation. New York: Bantam,2010.

　　*在对夜猴的实验中：Recanzone GH, Merzenich MM, Jenkins WM, et al. Topographic reorganization of the hand representation in cortical area 3b of owl monkeys trained in a frequency discrimination task. Journal of Neurophysiology,1992,67: 1031-1056. Nudo RJ, Milliken GW, Jenkins WM, et al. Use-dependent alterations of movement representations in primary motor cortex of adult squirrel monkeys. Journal of Neuroscience ,1996,16: 785–807.

*"伴随着注意力集中的体验会引起神经系统结构和功能上的变化"：Merzenich MM, decharms RC. Neural representations, experience and change." In Llinàs R, Churchland PS, eds. The MindBrain Continuum. cambridge, Ma: MiT Press. 1996.

*科学研究表明了游戏、喜悦和开心对成长和学习的重要性：游戏有助于大脑的生长和发育。Byers JA, Walker C. Refining the motor training hypothesis for the evolution of play. American Naturalist,1995,146（1）: 25–40. 游戏有助于大脑的发育。 Gordon NS, Burke S, Akil H, et al. Socially–induced brain "fertilization": Play promotes brain derived neurotrophic factor in the amygdala and dorsolateral frontal cortex in juvenile rats. Neuroscience Letters,2003,341: 17–20. 同样参见 Pellis SM, Pellis VC. The Playful Brain: Venturing to the Limits of Neuroscience. Oxford: Oneworld,2010.

*这些也是注意力集中的表现，可以提高孩子大脑功能的质量：游戏的新奇性激发了探索和学习。Bunzeck N, Duzel E. Absolute coding of stimulus novelty in the human substantia nigra/VTA. Neuron,2006,51: 369–379. 同样参见 Anonymous. Pure novelty spurs the brain. Medical News Today, 2006.

*伴随他们的经常是幸福感的增长：自由的、富有想象力的游戏对于正常的社会、情感和认知发展以及我们的幸福至关重要。当自由的发挥缺乏时，结果可能是灾难性的。Wenner M. The serious need for play. Scientific American Mind,2009,February March: 22–29.

*接着如果您对他想要交流的事情可以和什么东西联系起来，您就问他："您是在问什么——吗？"对于言语如何发育的研究是值得深思的，参见 Bronson P, Merryman A. Nurtureshock: New Thinking About Children. New York: Twelve/Hachette Book group,2009.

*当缺乏触摸时，会给孩子的发育带来严重后果：正常的社会经验或母亲接触的剥夺在很多领域具有破坏性影响，剥夺越多，后果越严重。

Harlow hF, Suomi SJ. Social recovery by isolation-reared monkeys. Proceedings of the National Academy of Sciences, 1971,68（7）: 1534-1538.

5. 要素二：慢

＊"快"只能让我们做我们已经了解的事：参见 Libet B, Gleason CA, Wright EW,et al. Time of conscious intention to act in relation to onset of cerebral activity（readiness potential）: The unconscious intention of a freely voluntary act. Brain,1983,106: 623-642.

＊重要的是，大脑在形成能执行这项技能的所必需的连接和模式之前，大脑一直避免处于"快"的状态：这样我们才可以逐渐成功地提速，甚至在这个领域发展出强大的直觉。Kahnman D. A perspective on judgement and choice: Mapping bounded rationality. American Psychologist, 2003,58: 697-720.

＊感知是我们做任何事情的关键：情绪对于确保我们的生存和思考是至关重要的。Eakin E. I feel therefore I am. New York Times, 2003,April 19. Damasio AR. Descartes'Error: Emotion, Reason, and the human Brain. New York: Grosset/Putnam,1994.

＊当我们加快速度以后，大脑没有选择，只能切换到已有的模式：科学研究表明，我们既可以在 0.25 秒或更短的时间内自动做出反应，或者进行有意识地行动，但有意识的反应时间需要 0.5 秒或更长。参见 Norretranders T. The User Illusion: Cutting Consciousness Down to Size. New York: Viking/Penguin,1998. Norretranders 的写作基于对 Libet 的采访，San Francisco，1991，3，26-27. 参见 Libet B, Gleason CA, Wright EW, et al. Time of conscious intention to act in relation to onset of cerebral activity（readiness potential）: The unconscious intention of a freely voluntary act. Brain,1983,106: 623-642.

＊"慢"是一个很好的工具：任何技能的学习都涉及把以前通过学习做其他事情而形成的要素集合在一起。让大脑慢慢地找出现有技能中可能

有用的部分，让新的技能出现。Bernstein NA. On exercise and motor skill, in Latash ML, Tuvey MT. On Dexterity and Its Development. 由 ML Latash,Mahwah NJ 翻 译：Lawrence Erlbaum,1996. 同 样 参 见 Thelen E, Smith LB. A Dynamic Systems Approach to the Development of Cognition and Action. Cambridge: MIT Press,1996.

＊最新的大脑研究证明了"慢"的重要性：在开发他的"Fast For Word"程序时，Michael 将语言和学习障碍儿童的潜在问题视为信号和噪音之一。也就是说，无法从背景刺激中过滤掉或产生有意义的信息，而不是缺乏刺激本身。Merzenich MM, Tallal P, Miller SL, et al. Language comprehension in language-learning impaired children improved with acoustically modified speech. Science, 1996,271（5245）：81-84.

＊父母们让两周大的宝宝趴着——就是所谓的"俯卧时间"：尽管许多婴儿为此感到痛苦，但在发现了婴儿趴着睡觉与婴儿猝死综合征（SIDS）之间的联系后，人们建议在婴儿清醒时才将其放于俯卧位。Anonymous. Positioning and SIDS AAP Task Force on Infant Positioning and SIDS. Pediatrics,1992,89: 1120-1126. Anonymous. Positioning and sudden infant death Ssndrome（SIDS）：Update-Task Force on Infant Positioning and SIDS. Pediatrics,1996,98:1216-1218. Davis BE, Moon RY, Sachs HC, et al. Effects of sleep position on infant motor development. Pediatrics,1998,102（5）：1135-1140.

＊"对人类来说一生最漫长的就是婴儿期、儿童期和青春期"：人类生命的近30％时光用于生长。Quoted in Gould SJ. Ever Since Darwin. New York: W. W. Norton,2007. 同样参见，Krogman WM. Child Growth. ann arbor Mi: University of Michigan Press,1972.

＊当我们比较人类和黑猩猩达到发育里程碑的速度时：本段撰写资 源 来 自 Chevalier-Skolnikoff S. Sensorimotor development in orangutans and other primates. Journal of Human Evolution,1983,12: 545-561. Domingo Balcells C, Veà Baró JJ. Developmental stages in the howler monkey, subspecies Alouatta Palliata Mexicana: a new classification using age-sex categories. Neotropical Primates, 2009,16（1）：1-8. Gerber M. The RIE Manual for Parents and Professionals. Los Angeles: Resources for infant Educarers,1979. Gesell A. The First Five Years of Life: A Guide to the Study of the PreSchool Child. New York: Harper & Brothers,1940. Eisenberg A, Murkoff H, Hathaway S. What to Expect the First Year. New York: Workman,1989. Reynolds V. The Apes: The Gorilla, Chimpanzee, Orangutan and Gibbon: Their History and Their World. London: Cassell,1967. Schaller GB. The Mountain Gorilla; Ecology and Behavior. Chicago: University of Chicago Press,1963. Schultz AH. The Life of Primates. New York: Universe Books,1969. Van Lawick-Goodall J. In the Shadow of Man. Boston: Houghton Mifflin,1971. Watts ES. Adolescent growth and development of monkeys, apes and humans. In Watts ES. Nonhuman Primate Models for Human Growth and Development. New York: Alan R. Liss,1985.

* Stephen Jay Gould 写道："人类婴儿出生时跟胚胎一样"：Gould SJ. Ever Since Darwin. New York: W. W. Norton,1977.

* 重要的是去引导孩子达到这个里程碑的基本过程："不要在个体中寻找线性增长对于渐进成熟模式的功能。我们也不应该寻找静态绝对值。什么都不是。一切都在变。" Gesell A. The First Five Years of Life: A Guide to the Study of the PreSchool Child. New York: Harper & Brothers,1940.

* Merzenich 用让孩子慢下来的原则和过程设计了一个名叫 Fast ForWord 的软件；Merzenich MM, Tallal P, Miller SL, et al. Language comprehension in language-learning impaired children improved with acoustically modified speech. Science,1996, 271（5245）：81-84.

* 自闭症的孩子在听力、注意力、专注度和手写都有进步；也表明他们的大脑在整体上也得到了普遍改善：一项研究表明，Fast ForWord 程序很快将自闭症儿童从严重的语言障碍移至正常范围。Merzenich MM,

Saunders G, Jenkins WM, et al. Pervasive developmental disorders: Listening training and language possibilities. In Broman SH, Fletcher JM. The Changing Nervous System: Neurobehavioral Consequences of Early Brain Disorders. New York: Oxford University Press,1999. Another pilot study of 100 autistic children showed that Fast ForWord had a significant impact on their autistic symptoms. Melzer M, Poglitsch G. November Functional changes reported after Fast ForWord training for 100 children with autistic spectrum disorders. Paper presentation to the american Speech Language and hearing association, San Francisco,1998. 同样参见 Tallal P, Merzenich M, Miller S, et al. Language learning impairment: integrating research and remediation. Scandinavian Journal of Psychology,1998,39: 197–199. Rubenstein JL, Merzenich MM. Model of autism: increased ratio of excitation/inhibition in key neural systems. Genes, Brain and Behavior,2003,2: 255–267.

6. 要素三：变化

＊在生命之初的 3 年，脑容量将会增长 4 倍，达到成人脑容量的 80%: Gould SJ. Ever Since Darwin. New York: W. W. Norton,1977.

＊大脑本身就是在这种变化中不断创造和生成："因此，这是最重要的一点，我们提出，即使是一个非常简单、单调的运动技能，也不可能只是一个运动公式，它是在一定变化范围内找到一种解决方案的能力。" Bernstein NA. On exercise and motor skill. In Latash ML, Tuvey MT. On Dexterity and Its Development,1996. 由 M L Latash. Mahwah, NJ 翻译：Lawrence Erlbaum. 此外，无人能通过直接练习一种技能来学习这种技能："一个人开始学习一个动作是因为他做不到这个动作，练习的本质和目的是改善运动，即改变它们。因此，正确的训练事实上是一种重复不重复的训练内容的过程。"同上。

＊如果我们消除了我们身边所有发生的变化，我们实际上将无法工作和运转：消除变化对我们会产生如此强大的影响，以至于在单独监禁

的囚犯、缺乏交流的难民和听力困难的人中都有偏执性精神病的报道。Ziskind E. A second look at sensory deprivation. Journal of Nervous and Mental Disease, 1964,138:223-232. Recent research has shown that as little as 15 minutes of near complete deprivation of sight and sound leads to increases in several aspects of psychotic-like experience. Mason O, Brady F. The psychotomimetic effects of short-term sensory deprivation. Journal of Nervous and Mental Disease,2009,197（10）: 783-785.

*发育性髋关节发育不良（DDH）: 欲了解更多关于这种疾病及其手术治疗的信息。请访问斯坦福大学卢西尔·帕卡德儿童医院网址，www.lpch.org。

*我深刻意识到曾经的支具对于迈克尔的影响，即使这个有形限制已经不复存在了，可是那无形的束缚依旧存在: 截肢者出现幻肢现象，他们感觉到缺失的手臂或腿仍然存在，在许多情况下甚至可以感觉到疼痛。在其他方面正常的个体中产生这种错觉是相对容易的，实验表明不活跃的生命物体的身体图示易被同化。Ramachandran VS, Hirstein W. The perception of phantom limbs. Brain，1998，121: 1603-1630.

* 1990 年，一组脑科学家成立了一个非常有趣的研究项目，这个项目的研究对象是四组独立的成年大鼠: Black JE, Isaacs KR, anderson BJ, et al. Learning causes synaptogenesis, whereas motor activity causes angiogenesis, in cerebellar cortex of adult rats. Proceedings of the National Academy of Sciences，1990，87: 5568-5572.

*研究人员希林和她的同事们指出: Schilling MA, Vidal P, Ployhart RE,et al. Learning by doing something else: Variation, relatedness, and the learning curve. Management Science, 2003,49（1）: 39-56.

7. 要素四: 微妙

*生理心理学家 Ernst Heinrich Weber 在一个多世纪前的发现: Weber-Fechner 定律强调，背景感觉刺激的强度越大，就越难感知到变化。参见 Uppsala University. The Weber Fechner law. 2004. 详见

www.neuro.uu.se/fysiologi/gu/nbb/lectures/WebFech.html. Guyton AC. Textbook of Medical Physiology. Philadelphia: Saunders,1981.

* "思考就如同组织动作一样是大脑最基本的过程。" Merzenich M. Lecture on brain plasticity to students in the Anat Baniel Method Professional Training Program. Anat Baniel Method center, San Rafael, CA. April,2009.

*科学研究表明婴儿识别差异的能力同样遵循韦伯－费希纳定律中应用于简单感觉感知的部分：根据韦伯－费希纳定律，6 个月大的婴儿能感知到数量的差异。Lipton JS, Spelke ES. Origins of number sense: Large–number discrimination in human infants. Psychological Science, 2003,14（5）：396-401. Subsequent research suggests that all information that can be conceptualized in ordinal（more vs. less）terms may share representational mechanisms in the brain, including number, space, and time; among other possible candidate dimensions are speed, loudness, luminance, and even less obvious sources of magnitude information, such as emotional expression. Lourenco SF, Longo MR. General magnitude representation in human infants. Psychological Science,2010,21（6）：873-881.

8. 要素五：热情

*将热情作为一种技能：热情放大了我们经验的同时也放大了许多生物系统的特征。Guyton AC. Textbook of Medical Physiology,1981,Philadelphia: Saunders. Murphy BK, Miller KD. Balanced amplification: a new mechanism of selective amplification of neural activity patterns. Neuron,2009,61: 635-648. Lewis MD. Self–organizing individual differences in brain development. Developmental Review, 2005,25: 252-277.

* 1996 年，帕尔马大学的神经科学家 Giacomo Rizzolatti 发现了大脑中的镜像神经元：早在 20 世纪 80 年代，Rizzolatti 和他的同事们就发现了一种脑细胞，这种细胞在观察另一种细胞的行为时就会产生共

振频率。Rizzolatti G,Fadiga L, Gallese V, et al. Premotor cortex and the recognition of motor actions. Cognitive Brain Research,1996,3: 131–141. 近来的研究显示镜像神经元是学习语言、同情、情感的关键。Craighero L, Metta G, Sandini G, et al. The mirror–neurons system: Data and models. Progress in Brain Research，2007，164（3）：39–59.

　　* 然而，镜像神经元具体的参与学习的程度以及其他尚未可知的机制的参与程度仍有待讨论. Debes R. Which empathy? Limitations in the mirrored "understanding" of emotion. Synthese,2009,175（2）：219–239. Oberman LM, Ramachandran VS. The simulating social mind: The role of the mirror neuron system and simulation in the social and communicative deficits of autism spectrum disorders. Psychology Bulletin,2007,133: 310–327. Singer T, Seymour B, O'Doherty J, et al. Empathy for pain involves the affective but not the sensory components of pain. Science,2004,303（5661）：1157–1162. Singer T. The neuronal basis and ontogeny of empathy and mind reading. Neuroscience and Biobehavioral Reviews,2006,30（6）：855–863. Niedenthal P. Embodying emotion. Science,2007,316（5827）：1002–1005. Gallagher H, Frith C. Functional imaging of "theory of mind." Trends in Cognitive Sciences,2003,7: 77–83. See Hanson R, Mendius R. Buddha's Brain: The Practical Neuroscience of Happiness, Love & Wisdom. Oakland, CA: New Harbinger,2009.

　　* "人类的大脑有多个镜像神经系统"：Blakeslee S. Cells that read minds. New York Times, 2006,January 10.

　　* 因为他自身的体验本身就是一种正强化：做一些新事情时的自发兴奋，会让大脑选择形成相关的连接。LeDoux J. Synaptic Self: How Our Brains Become Who We Are. New York: Viking/Penguin,2002. Lewis MD. The emotional arousal facilitates learning by increasing neural excitation and consolidating synaptic change. Self–organizing

individual differences in brain development. Developmental Review ,2005,25: 252-277.

　　＊另外我还观察发现，当我们不断要求孩子重复一项新获得的技能时，这项新技能往往好像消失退化了一样: 参见 Siegel D. Parenting from the Inside Out. New York: Tarcher/Penguin,2003.

　　＊我们的情绪常常会受到自己和他人的影响，虽然我们常常意识不到这种影响: 在我们周围人群的行为方式直接影响着我们，而不需要我们全神贯注或有意识地看到视觉刺激。Sinke CBA, Kret ME, de Gelder B. Body language: Embodied perception of emotion. In Berglund B, Rossi gB, Townsend JT, et al. Measurements with Persons: Theory, Methods and Implementation Areas. Oxfordshire: Psychology Press/ Taylor & Francis,2011. Kret ME, Sinke CB, de Gelder B. Emotion perception and health. in Nyklicek I, Vingerhoets A, Zeelenberg M. Emotion Regulation and WellBeing. New York: Springer,2011.

　　＊这些情绪可以引发神经突触变化，激活和建立新的神经连接: 当前的研究和理论更清楚地指出我们的情绪与大脑的功能以及学习倾向之间的联系。Ikemoto S, Panksepp J. The role of nucleus accumbens dopamine in motivated behavior: A unifying interpretation with special reference to reward-seeking. Brain Research Reviews,1999,31 (1): 6-41.

　　＊他很容易出现习得性无助的感觉: 参见 Seligman M. Learned Optimism: How to Change Your Mind and Your Life. New York: Free Press,2006.

　　＊一张充满恐惧的脸所产生的神经刺激会被神经快速传递到人脑的边缘系统的杏仁体: Yang E, Zald DH, Blake R. Fearful expressions gain preferential access to awareness during continuous flash suppression. Emotion,2007,7 (4): 882-886.

　　＊研究表明，即使研究人员向受试者呈现出意识所不可见的恐惧表情 时: Jiang YS. Cortical responses to invisible faces: Dissociating subsystems for facial-information processing. Current Biology,

2006,16: 2023-2029.

　　＊使孩子的大脑处于一种"激活状态"，协调大脑中的相关信息处理：LeDoux J. Synaptic Self: How Our Brains Become Who We Are. New York: Viking/Penguin,2002.

　　＊这些情绪通常表现为压力：皮质醇过多会损害下丘脑，杏仁核和前额皮质中的受体，影响情绪和记忆，导致对压力的过度反应。Fogel A. The Psychophysiology of SelfAwareness: Rediscovering the Lost Art of Body Sense. New York: W. W. Norton,2009. Lewis MD. Self-organizing individual differences in brain development. Developmental Review, 2005, 25: 252-277.

　　＊专注于这些感觉会增加大脑中多巴胺的释放：多巴胺和催产素（结合激素）介导是强烈的、令人愉悦的、有益的情境，如坠入爱河。可导致人类大脑扩展其自我的神经模式。Nicolelis M. Beyond Boundaries: The New Neuroscience of Connecting Brains with Machines—And How It Will Change Our Lives. New York: Times Booksm2011. Young L. Being human; Love; Neuroscience reveals all. Nature, 2009,457（7226）: 148. Young L,Zuoxin W. The neurobiology of pair bonding. Nature Neuroscience ,2004,7（10）: 1048-1054.

　　＊这种通过不断回忆、强化和获得积极情感体验的方法并不是虚幻不实的，它已经通过科学的验证证明其会促发我们大脑神经结构发生可测量的变化：事物在意识中保持的时间越长，情绪刺激越大，连接在一起的神经元越多，记忆中的轨迹就越强。Lewis MD. Self-organizing individual differences in brain development. Developmental Review ,2005,25（3-4）: 252-277. Hanson R, Mendius R. Buddha's Brain: The Practical Neuroscience of Happiness, Love & Wisdom. Oakland: New harbinger,2009.

　　＊"我们每时每刻都在选择和塑造我们不断变化的思维方式"：Merzenich MM, Decharms RC. Neural representations, experience and change. In Llin à s R, Churchland PS. The MindBrain Continuum. Cambridge: MIT Press,1996.

9. 要素六：灵活的目标

＊喀拉哈里沙漠中的狒狒拥有极好的水窖：这个故事出现在 1975 年的纪录片《动物是美丽的人》中，由 J. Uys 撰写、制作和导演。

＊大脑区分并在它已经能够做的事情的边缘产生微小变化的途径：多亏了科学和技术，我们现在可以看到和听到一个幼儿学习语言的过程。Deb Roy：一个词的诞生。可访问 www.youtube.com/watch?v=VwgkT34g61w。

＊在球的落点击球：Didion J. Play It as It Lays. New York: Farrar Straus & Giroux,1970.

＊实施严格目标的一个例子是称为俯卧时间的练习：事实是受到过这种练习的婴儿往往会较早达到一些里程碑。Dudek-Shriber L, Zelazny S. The effects of prone positioning on the quality and acquisition of developmental milestones in four-month-old infants. Research report. Pediatric Physical Therapy,2007,19（1）：48-55.

＊一些随访研究：Kuo YL, Liao HF, Chen PC, et al. The influence of wakeful prone positioning on motor development during the early life. Journal of Developmental and Behavioral Pediatrics, 2008,29（5）：367-376. 同样参见 Davis BE, Moon RY, Sachs HC, et al. Effects of sleep position on infant motor development. Pediatrics,1998,102（5）：1135-1140.

＊其中一项关于俯卧时间的研究主要集中在低出生体重的婴儿身上：Monterosso L, Kristjanson L, Cole J. Neuromotor development and the physiologic effects of positioning in very low birth weight infants. Journal of Obstetric Gynecologic and Neonatal Nursing, 2002,31（2）：138-146.

＊"父母和其他从事儿童保育的人"：Strassburg HM, Bretthauer Y, Kustermann W. Continuous documentation of the development of infants by means of a questionnaire for the parents. Early Child Development and Care,2006,176（5）：493-504. 同样参见 Pikler E. Lasst Mir Zeit: die sebstaendige Bewegungsentwicklung des Kindes bis zum freien Gehen （give me time: The independent movement development of a child up to free walking）. 1988. Munich: Pflaum-Verlag. Pikler E. Miteinander vertraut werden （To gain trust with one another）. Freiburg/Breisgau: Herder-Vertlag,1997. Pikler E. Friedliche Babys, Zufriedene Muetter （Peaceful babies, contented mothers）. Freiburg/Breisgau: herder-Vertlag,1999.

*"孩子们不仅自己习得并学会坐起、站立、走路"：Pikler E. Some contributions to the study of gross motor development of children. Journal of Genetic Psychology ,1968,113: 27-39.

*"我们认为安全和均衡运动对于我们机构中抚养的孩子们具有重要意义"：Pikler E. Data on gross motor development on the infant. Early Child Development and Care,1972,1: 297-310.

*在她的学院长大的一千四百名儿童中：Pikler E.Some contributions to the study of gross motor development of children. Journal of Genetic Psychology,1968,113: 27-39. Strassburg HM, Bretthauer Y, Kustermann W. Continuous documentation of the development of infants by means of a questionnaire for the parents. Early Child Development and Care, 2006,176（5）: 493-504.

10. 要素七：学习的开关

*这是您大脑工作方式的现实变化："我们都知道大脑可以处于学习模式或非学习模式；我们只是不完全了解那是什么机制？"Mark Latash, personal communication, Latash is the author of Neurophysiological Basis of Human Movement（Champaign, IL: human Kinetics, 1998）and distinguished professor of kinesiology at the Pennsylvania State University,2007.

*利用脑电图来测量脑电波：儿童期的某些特征在成年期变得不常见，但在做梦、创造性状态和冥想中可见。Oken B, Salinsky M. Alertness and attention: Basic science and electrophysiologic correlates. Journal of Clinical Neuro physiology,1992,9（4）:480-494.

*当它被打开时，大脑不仅能接受：预期会影响知觉。通过引导我们的注意力，我们可以改变我们对环境的感知。Kanwisher N, Downing P. Separating the wheat from the chaff. Science,1998,282（5386）: 57-58.

*这些分化和进化的区域是那些与他们已知的问题不存在直接的关联或没有明显的关系的地方：旨在帮助语言学习的 Fast ForWord 程序已被证明可以在大脑处理方面提供普遍的改善。Merzenich MM, Saunders G, Jenkins WM, et al. Pervasive developmental disorders: Listening training and language possibilities. In Broman Sh, Fletcher JM. The Changing Nervous System: Neurobehavioral Consequences of Early Brain Disorders. New York: Oxford University Press,1999. Fast For Word has also had a significant impact on autistic symptoms. Melzer M, Poglitsch G. Functional changes reported after Fast ForWord training for 100 children with autistic spectrum disorders. Paper presented to the american Speech Language and hearing association, San Francisco,1998. 参见 Doidge N. The Brain That Changes Itself. New York: Viking/Penguin,2007.

*虽然"学习开关"一词并不是描述大脑中一个机械装置：当觉醒足够时，大脑对刺激产生反应，学习就能发生。LeDoux J. Synaptic Self: How Our Brains Become Who We Are. New York: Viking/Penguin,2002. 情绪唤醒通过增加神经兴奋和巩固突触变化来促进学习。Lewis MD. Self-organizing individual differences in brain development. Developmental Review, 2005,25: 252-277. 前脑觉醒和动机控制已被证明可以调节听觉皮质的重组，以响应新的学习经历。Kilgard MP, Merzenich MM. Cortical map reorganization enabled by nucleus basalis activity. Science, 1998,279（5357）: 1714-1178. 研究表明，没有情感意义的事件可能不会维持足够长的唤醒或注意力促使学习发生。Lewis MD. Bridging emotion theory and neurobiology through dynamic systems modeling. Behavioral and Brain Sciences, 2005,28: 169-245.

*大脑中产生的化学物质叫做神经递质：神经调质是在脑干和下丘脑

中制造的神经递质和神经肽，在许多突触同时大量释放，远离其起源部位。Izquierdo I. The biochemistry of memory formation and its regulation by hormones and neuromodulators. Psychobiology,1997,25: 1–9. 神经调质的作用是全身性的而不是局部的，通过这种关键机制，动机的关注会影响认知和知觉过程，从而影响学习。Lewis MD. Bridging emotion theory and neurobiology through dynamic systems modeling. Behavioral and Brain Sciences, 2005,28: 169–245.

　　*大多数脑研究者都同意情绪也能引导我们的注意力，这对于任何新的学习来说都是必要的：一般认为认知，特别是注意力，易受情感关联性的引导。Isen AM. Toward understanding the role of affect in cognition. in Wyer RS, Srull TK. Handbook of Social Cognition. Hillsdale: Erlbaum,984. Dodge KA. Emotion and social information processing. in Garber J, Dodge KA. The Development of Emotion Regulation and Dysregulation. Cambridge: Cambridge University Press,1991. Renninger KA, Hidi S, Krapp A. The Role of Interest in Learning and Development. Hillsdale: Erlbaum,1992. 参见 Lewis MD, Todd RM. Getting emotional—a neural perspective on emotion, intention and consciousness. Journal of Consciousness Studies, 2005,12（8–10）: 213–238.

　　*"对威胁的反应和寻求安全的能力是我们神经系统最重要的工作"：Fogel A. The Psychophysiology of SelfAwareness: Rediscovering the Lost Art of Body Sense. New York: W. W. Norton,2009.

　　*对威胁的长期压力反应（感知的或真实的）尤其具有损害作用：对威胁的应激反应是由皮质醇介导的，皮质醇可以损伤大脑中的受体，影响情绪、记忆和对压力的高反应性。Fogel A. The Psychophysiology of SelfAwareness: Rediscovering the Lost Art of Body Sense. New York: W. W. Norton, 2009. Lewis MD. Self–organizing individual differences in brain development. Developmental Review, 2005,25: 252–277.

　　*安全、与父母的联系、玩耍、快乐、舒适、接受和爱：Isen

AM. The influence of positive and negative affect on cognitive organization: Some implications for development. In Stein N, Leventhal B, Trabasso T. Psychological and Biological Processes in the Development of Emotion. Hillsdale: Erlbaum,1990. Conversely, anxiety narrows attention to specific themes or perceptions. Mathews A. Why worry? The cognitive function of anxiety. Behavior Research and Therapy,1990,28: 455-468.

*研究人员发现，理想的学习时间跨度是不超过 20 分钟的：该研究评估了学生在讲课后对化学知识的回忆。Ralph A. Information impact and factors affecting recall. Paper presented at the Seventh annual National conference on Teaching Excellence and conference of administrators, austin, TX, 1985.

11. 要素八：想象力和幻想

*研究表明，那些用自己想象力去演奏的成人钢琴家："单纯心理练习，就像那些通过反复的身体练习而获得技能的人一样，导致了运动系统的可塑性改变。似乎仅是心理练习就足以促进运动技能学习早期阶段所涉及神经回路的调节。" Pascual-Leone A, Nguyet D, Cohen LG, et al. Modulation of muscle responses evoked by transcranial magnetic stimulation during the acquisition of new fine motor skills. Journal of Neurophysiology,1995,74: 1037-1045. 同样见 Pascual-Leone A, Amedi A, Fregni F, et al. The plastic human brain cortex. Annual Review of Neuroscience,2005,28: 377-401.

*研究者 George Land 测试了 1500 个年龄在 3~5 岁的孩子：Land 从 20 世纪 60 年代末开始进行这项研究。美国国家航空航天局反复进行了 8 次测试，以衡量其工程师和科学家从事创造性工作的潜力。Land G, Jarman B. Breakpoint and Beyond: Mastering the Future Today. Scottsdale: Leadership 2000,1998.

*所有的身体活动都是在大脑通过想象人在空间中的移动进行组织的：Alain Berthoz 讨论了知觉的发展如何严格地依赖于运动和运动提供

的信息。Decety J, Jeannerod M, Prablanc C. The timing of mentally represented actions. Behavioral Brain Research,1989,34: 35-42. Berthoz AT. The Brain's Sense of Movement. Translated by Weiss. Cambridge: Harvard University Press,2000.

*而这些您意识中的 3D 电影，是通过不断移动的活动的图像组织的，并不仅仅是通过视觉，还包括了您感觉到的所有信息：一个自我稳定的内部模式是由多个感觉系统产生的信息片段构建的。包括视觉、本体感觉、听觉等。Ramachandran VS, Hirstein W. The perception of phantom limbs. Brain,1998,121: 1603-1630. Dawkins R. Climbing Mount Improbable. New York: W. W. Norton,1996.

*一个被狼养大的孩子:1972 年 5 月，在距离印度苏丹普尔大约 20 英里的穆萨佛卡那森林中发现了一名在和狼崽玩耍的 4 岁左右的男孩。Wallechinsky D, Wallace A, Basen I, et al. The Book of Lists: The Original Compendium of Curious Information. Toronto: Knopf Canada, 2004.

*研究表明，事实上是相反的:研究人员观察了从事需要高度集中精神的任务的人的大脑活动，然后将这些结果与人们白天做梦时的大脑活动进行比较。Mason MF, Norton MI, Van Horn JD, et al. Wandering minds: The default network and stimulus-independent thought. Science, 2007,315（5810）: 393-395. Jones H. Daydreaming improves thinking. Cosmos Online, 2007,January 19.

*两位神经生理学家 Steven Jay Lynn 和 Judith Rhue 研究了 6000 个男女: Lynn SJ, Rhue JW. Fantasy proneness. hypnosis, developmental antecedents, and psychopathology. American Psychologist,1988,43（1）: 35-44.

*想象力和幻想不仅仅在精神和认知功能方面有影响: Crum AJ, Langer EJ. Mind-set matters: Exercise and the placebo effect. Psychological Science,2007,18（2）: 165-171.

*孩子在 2 岁时就要开始参与假装或者虚构类游戏中:假扮游戏常常发生于 15 个月至 6 岁大的孩子。Piaget J. Play, Dreams and

Imitation in Childhood. London: Heinemann,1951. Smith PK. Social and pretend play in children. In Pellegrini A, Smith PK. The Nature of Play: Great Apes and Humans. New York: Guildford Press,2005.

12. 要素九：觉察

209 哲学家们曾经把这种能力称为"元意识"或"元觉察"：元意识是一个概念，它指出了将意识本身作为注意对象的可能性。Schooler JW. Discovering memories in the light of meta-awareness. Journal of Aggression, Maltreatment and Trauma,2001,4: 105–136. 对 心不在焉状态的研究表明，在于其处理知识、信息和学习能力被干扰。不是心不在焉状态本身，而是其缺乏意识的状态。Winkielman P, Schooler JW. Splitting consciousness: Unconscious, Conscious, and Metaconscious processes in social cognition. European Review of Social Psychology,2011,22（1）: 1–35.

*研究人员毫无意外地发现了 7 个月大的婴儿就能展现出觉察能 力：Kovács ?M, Téglás E, Endress AD. The social sense: Susceptibly to others' beliefs in human infants and adults. Science, 2010,330（6012）: 1830–1834. Bryner J. 7–month–old babies show awareness of others' viewpoints.2010. Available at www. livescience.com/10924–7–month–babies–show–awareness–viewpoints.html.

*麻省理工学院的科学家们发现，12 个月大的宝宝能够运用知识，对新情况如何展开进行令人惊讶的、复杂的预期：研究提示如果没有相关的过去经验，婴儿会基于某些物理原理，从精神上模拟可能的情景，推理并找出最可能的结果。Téglás E, Vul E, girotto V, et al. Pure reasoning in 12–month–old infants as probabilistic inference. Science, 2011,332（6033）: 1054–1059.

13. 超越极限

*"家长和老师要关注孩子本身,而不是孩子身上的标签": Grandin T. The Way I See It. Arlington, TX: Future Horizons,2011.